Dr. med. Wolfgang Brüggemann

Mit Kneipp gesund durch den Alltag

Mit einem Lexikon
für die häusliche Anwendung
und ärztlichen Empfehlungen
für Kneipp-Wochenend-Kuren

W0227116

Herder
Freiburg · Basel · Wien

Dieses Buch wurde erarbeitet auf der Basis der beiden vom selben Autor zusammen mit dem Kneipp-Heilmittel-Werk, Würzburg – Bad Wörishofen, herausgegebenen Schriften *Mit Kneipp gesund und lebensfroh* und *Gesundes Wochenende mit Kneipp.*

Die Bilder der Heilpflanzen stammen aus dem Archiv der Kneipp-Werke.

Alle Rechte vorbehalten – Printed in Germany
© Verlag Herder Freiburg im Breisgau 1991
Satz: G. Scheydecker, Freiburg im Breisgau
Druck und Einband: Freiburger Graphische Betriebe 1991
ISBN 3-451-22333-3

Inhalt

Einführung

Praxis der Kneipptherapie

Durchführung der Kneipp-Hydrotherapie (Wasserbehandlung)

Ernährung im Sinne einer „Kneipp-Kost"

Kneipp-Wochenend-Kuren

Grundsätzliches zu den Vorschlägen für individuelle Wochenendkuren 93

Lexikon der häuslichen Kneipp-Anwendungen

Einführung

Wer war Sebastian Kneipp

Sebastian Kneipp wurde am 17. Mai 1821 als Sohn eines Leinenwebers in Stephansried geboren. Nach mancherlei Schwierigkeiten kam er zum Theologiestudium, machte während dieser Zeit eine schwere Erkrankung durch und bekam durch einen Zufall das Buch des schlesischen Arztes Dr. Johann Siegmund Hahn „Unterricht über die Kraft und Wirkung von frischem Wasser" in die Hand. Er war davon begeistert und führte an sich selbst eine Kaltwasserbehandlung durch; 1852 Priesterweihe, 1855 Beichtvater der Dominikanerinnen in Wörishofen, 1866 erscheint das Buch „Meine Wasserkur". Seit dieser Zeit führt Kneipp Heilpflanzen in seine Wasserbehandlung ein. 1889 erscheint sein Buch „So sollt ihr leben", 1894 unter Mitwirkung von Dr. Baumgarten „Mein Testament für Gesunde und Kranke". Am 17. 6. 1897 stirbt Kneipp. Zweifellos war Kneipp – obwohl kein Arzt – eine „heilerische" Persönlichkeit. Trotz seiner großen Erfolge war er so einsichtig zu fordern, daß seine Heilweise in die Hände von Ärzten gelegt und weiterentwickelt werden müsse.

Eine hervorragende Persönlichkeit wird immer von ihren Freunden geprägt. Und sicher hat kein so allgemein bekannter Mann je einen interessanteren Freundeskreis gehabt wie Kneipp zu seinen Lebzeiten und heute noch. Er reicht von der Spitze der gesellschaftlichen Rangordnung bis zum einfachen Menschen. Vom europäischen Hochadel und dem Papst Leo XIII. bis zum Tagelöhner und Bettler. Denn seine Lehre und seine Sprache, die bewundernswert einfach waren, verstand ein jeder, und seiner mitreißenden Wahrhaftigkeit, seinem Glauben an die eigene Aufgabe, seiner erstaunlichen Selbstsicherheit und seiner Überzeugungskraft konnte sich niemand entziehen, der auch nur entfernt mit ihm in Berührung kam und heute noch Kontakt zu ihm gewinnt durch seine hinterlassenen Bücher und Einrichtungen. Der beste Beweis dafür ist, daß sein Wirken nicht auf seine Zeit beschränkt blieb, sondern über sein Leben hinaus für den modernen Menschen von der klassischen Medizin anerkannte Therapie wurde. Ein zweiter Beweis liegt darin, daß die Kneipp-Heilweise weit über Deutschland hinaus internationales Ansehen gewann.

Kneipp behauptet nie von sich, der Erfinder der Wasserheilkunde gewesen zu sein, er will nur als ihr Erneuerer gelten und ist in der Tat der größte Ausgestalter der Hydrotherapie. Die Eigenart seiner Methode läßt sich dadurch kennzeichnen, daß man sagt, er habe anstelle der Ganzanwendungen die Teilanwendungen mehr in den Vordergrund gerückt, weil sie milder wirken, ohne dadurch weniger wirksam zu sein. Ganz neu hat Kneipp eingeführt die Kräuterbäder, den Heublumensack, die Auflagen und Wikkel, zu denen ebenfalls Kräuterabkochungen verwendet werden.

Vor allem aber setzt die Verwendung der Arzneipflanzen für das Medikament seit dem Wirken des großen Kneipp neu ein, um von da an allmählich eine überragende Bedeutung zu erlangen. Er wird mit Recht als Begründer der modernen Phytotherapie bezeichnet.

Die fünf Grundelemente seiner Therapie

Das vorliegende Buch soll in kurzgefaßter, allgemeinverständlicher Form eine Hilfe für Gesundheitsfragen im Alltag sein.

Sebastian Kneipp hat in intuitiver Vorausschau Behandlungsprinzipien entwickelt (Wasser- und Bewegungstherapie, Phytotherapie, Ernährungs- und Ordnungstherapie), die heute eine weit größere Bedeutung haben als zu Lebzeiten Kneipps. Diese von zahlreichen namhaften Ärzten weiterentwickelte Behandlungsmethode hat zu Recht in der letzten Zeit einen großen Aufschwung genommen und sollte möglichst nicht nur die allgemein bekannte Wasserbehandlung, sondern auch die übrigen 4 Behandlungsmethoden einbeziehen. Der Vorbeugung in der Behandlung von „Alltagserkrankungen" und in der Rehabilitation nach schwerer Krankheit kommt eine große Bedeutung zu.

Grenzen der Selbstbehandlung bei den jeweiligen Krankheiten werden aufgezeigt, damit rechtzeitig gegebenenfalls eine ärztliche Behandlung eingeleitet werden kann.

Die heutige Zeit, die sprunghafte Entwicklung der Technik und die moderne Massengesellschaft stellen Anforderungen an den einzelnen Menschen, denen er auf die Dauer immer weniger gewachsen ist. Der menschliche Organismus bzw. dessen an und für sich außerordentlich große Anpassungsfähigkeit an veränderte Umweltbedingungen beginnt sich zu erschöpfen. Die Folgen sind die hinlänglich bekannten degenerativen Erkrankungen wie Arteriosklerose, Herzinfarkt, Schlaganfall, Nervenkrankheiten usw. Allmählich wird auch in der breiten Öffentlichkeit immer mehr betont, daß dagegen etwas getan werden muß. Was kann man aber dagegen tun?

Das Wichtigste ist die Eigeninitiative. Man muß die auch in der heutigen Zeit noch vorhandenen Möglichkeiten zu einem natürlichen, d. h. den Bedürfnissen des Menschen angepaßten Leben ausnutzen und sowohl im körperlichen wie im geistigen Bereich so den Organismus funktionsfähig halten. Ein Muskel, der nicht trainiert wird, funktioniert nicht und verkümmert. Ebenso geht es mit allen Organen des Körpers einschließlich der geistigen Funktionen. Der Physiologe Golenhofen hat einmal gesagt: „Mit dem Wandel unserer Lebensordnung in der technisierten Welt sind uns die großen Seuchen genommen, aber auch die zur Gesundheit notwendigen Reize sind uns nicht mehr zwanghaft auferlegt. Je mehr wir in diesem Wandel an Freizeit und Freiheit gewinnen, desto mehr wird Gesundheit zu einer freiwilligen Leistung, zur persönlichen Aufgabe. Als Motto gilt ‚Untätigkeit schwächt – Übung stärkt – Überlastung schadet'. Das gilt sowohl für den körperlichen wie den geistigen Bereich. Die heute vermehrte Freizeit ermöglicht körper-

liches Training. Gesundheit ist an aktive Leistung und Ordnungsfähigkeit in Ruhe gebunden. Bei dem körperlichen
Training sollte eine Pulsfrequenz von 180 minus Alter als
obere Grenze angesehen werden. Das wäre z. B. bei einer
60jährigen Person eine Pulsfrequenz von 120 Schlägen in
der Minute.
Das Prinzip der Kneipptherapie ist das Zusammenwirken
von den fünf Behandlungsmethoden. In der Vorbeugung, in
der Behandlung von Alltagserkrankungen und in der Rehabilitation nach schweren Erkrankungen kommt ihr eine
große Bedeutung zu.

Hydrotherapie

Wasserbehandlung nach Kneipp besteht in einem aktiven
Training der Blutgefäße und des ganzen Körpers. Die Anwendung des Wassers ist sehr verschieden, und ebenso verschieden ist die dadurch bedingte Reizwirkung. Es gelangt
kaltes, warmes oder wechselwarmes Wasser in Form von
Güssen, Wechselbädern, Teil- oder Vollbädern mit Kräuterzusätzen, kalten Waschungen, Wickeln und Packungen zur
Anwendung.

Phytotherapie

Strenggenommen muß man unter Phytotherapie alle aus
Pflanzen hergestellten Medikamente verstehen. Wenn im
Rahmen der Kneipp-Therapie von Phytotherapie gesprochen wird, so sind nur mild wirkende pflanzliche Naturarzneien gemeint. Dabei sei aber betont, daß milde Wirkung
nicht mit „ohne Wirkung" (Placebo) verwechselt werden
darf. Selbstverständlich ist der Nachweis schwieriger zu er-
bringen als bei stark wirksamen Medikamenten. Mit ver-
besserter Methodik wurden jetzt aber auch für diese Stoffe
Wirkung und Wirksamkeit nachgewiesen, z. B. für Baldrian, Kamille, Weißdorn, Arnika usw.
Im Zuge der modernen Entwicklung sind die einzelnen Präparate wesentlich verbessert, insbesondere ist der Gehalt an
Wirkstoffen genau angegeben, so daß eine exakte Dosie-

rung gewährleistet ist. Es ist keine Homöopathie. Die Behandlung mit derartigen Naturarzneien, die nicht mit schädlichen Nebenwirkungen belastet sind, gewinnt heute immer mehr an Bedeutung, da viele Menschen bei jeder Kleinigkeit gedankenlos zu irgendeiner der zahllos angebotenen Tabletten greifen, anstatt sich zunächst der von der Natur gebotenen Mittel zu bedienen. Nach Möglichkeit sollte die Phytotherapie nicht isoliert, sondern im Rahmen der gesamten Kneipp-Therapie eingesetzt werden, um den Patienten damit zur aktiven Gesundheitspflege hinzuführen.

Bewegungsübungen

Gekoppelt mit den Wasseranwendungen werden Bewegungsübungen wie Laufen, Wandern, Gymnastik, leichter Sport usw. angewendet. Die Übungen sollen bei kleinen Anwendungen sofort, nach größeren etwa ¾ bis 1 Stunde danach durchgeführt werden.

Ernährung

In der Kneipp-Therapie empfohlene Ernährung bevorzugt ohne Fanatismus soweit wie möglich naturbelassene Nahrungsmittel. Keine allzu verfeinerte Kost, keine überkalorische Nahrung und Einschränkung von Genußmitteln bzw. Genußgiften. Sie entspricht in ihrer Zusammensetzung weitgehend den Forderungen der modernen Ernährungswissenschaft.

Ordnungstherapie

Ordnungstherapie oder Lebensordnung, wie es Kneipp genannt hat, erstrebt einen natürlichen Lebensrhythmus mit Wechsel von Aktivität und Entspannung im körperlichen und seelischen Bereich. Gerade in der neuesten Zeit wird von den Wissenschaftlern, die sich mit der Rhythmologie beschäftigen, darauf hingewiesen, daß der Mensch mit seinen Rhythmen in den kosmischen Rhythmus eingeordnet ist und daß die Ordnung oder Unordnung seiner Rhythmen für seine Gesundheit von großer Bedeutung sind.

Die fünf Prinzipien der Kneipp-Therapie ergänzen sich harmonisch und wirken synergistisch, d. h. sie verstärken sich gegenseitig in ihrer Wirkung. Der durch ihr Zusammenwirken bedingte notwendige Ausgleich zu den Belastungen der Hochzivilisation ist von nicht zu übersehender Bedeutung und wird in Zukunft noch mehr an Bedeutung gewinnen.

Erhöhung der Widerstandskraft des Organismus gegen Belastungen aller Art sowohl körperlich wie geistig-seelisch ist eine Gebot der Stunde. Dazu ist eine Selbstverantwortung für die eigene Gesundheit und eine aktive Gesundheitspflege im natürlichen biologischen Rhythmus notwendig.

Selbstverständlich müssen schwere Erkrankungen wie Herzinfarkt, Infektionskrankheiten, Typhus, Tuberkulose, die vielen Krankheiten, die in das chirurgische Gebiet gehören, schulmedizinisch behandelt werden. Auch muß man wissen, daß gelegentlich schwere Erkrankungen mit harmlosen Symptomen beginnen können. Im Zweifel sollte man immer einen Arzt zu Rate ziehen, damit nicht eine eventuell notwendige spezielle Behandlung verzögert wird.

Die Kneipp-Therapie versteht sich nicht als Alternative, sondern als Ergänzung und Bereicherung der Schulmedizin. Aus langjähriger Erfahrung als Chefarzt der Inneren Abteilung eines Krankenhauses kann ich sagen, daß besonders im Ausheilungsstadium vieler Erkrankungen die Kombination von Kneipp-Maßnahmen mit schulmedizinischer Behandlung sich segensreich ausgewirkt hat. Die Kneipp-Therapie eignet sich gut in Verbindung mit anderen Behandlungsweisen im Sinne einer Unterstützung (Adjuvans). Das gilt z. B. in besonderer Weise für die Nachbehandlung nach der Entlassung aus dem Krankenhaus.

Nicht das Gegeneinander, sondern das Miteinander von Schulmedizin und Naturheilkunde dient dem Wohle der Menschen. Beide haben ihre Indikationen und Gegenindikationen. Bei den eben angeführten schweren Krankheitszuständen aller Art und in der Notfallmedizin ist die schulmedizinische Behandlung unerläßlich und oft lebensrettend. Ihre Erfolge sind unbestreitbar. Der Stellenwert ist dort sehr hoch. Zur Wiedergewinnung der Gesundheit nach einer Erkrankung (Rehabilitation) und in der Gesundheitsvorsorge (Prävention) ist dagegen der Stellenwert der Naturheilkunde, z. B. der Kneipp-Therapie, hoch. Das gilt besonders für Herz- und Kreislauferkrankungen, die bekanntlich eine sehr hohe Sterbeziffer aufweisen. Es ist besser, einem Herzinfarkt vorzubeugen, als zu warten, bis dieses Ereignis eingetreten ist und dann erst zu behandeln.

Ordnungsbeziehungen der zentralen Regulation werden in der Ruhephase intensiviert. Deswegen ist auch die Einhaltung des natürlichen 24-Stunden-Rhythmus mit einer aktiven Phase während des Tages und einer Erholungsphase – sowohl körperlich wie geistig – durch Entspannung in der Nacht für die Erhaltung der Gesundheit besonders wichtig.

Im Kurort oder Kursanatorium kann eine viel intensivere Therapie betrieben werden, wobei sich Klima- und Milieuwechsel zusätzlich günstig auswirken. Daneben lernt man die Praxis der Kneipp-Anwendungen kennen, so daß die spätere häusliche Durchführung leichter fällt. Eine Kur ist daher in jedem Fall zu empfehlen. Bei einer ernsten Erkrankung muß jedoch vorher der Arzt zu Rate gezogen werden, da nicht jede Erkrankung und jedes Stadium einer Erkrankung für eine Kur geeignet sind.

Der Dauererfolg einer Kur hängt zweifellos von der Weiterführung der Kneipp-Anwendungen im häuslichen Bereich ab. Mit drei Wochen im Jahr ist das Gesundheitssoll nicht erfüllt. Entscheidend ist eine gesundheitsbewußte Lebensweise im Alltag. Dazu ist kein Fanatismus und keine Kasteiung notwendig. Es genügt eine gewisse Aktivität in Gesundheitsfragen, die insgesamt zu einer höheren Lebensfreude und zu einem höheren Lebensgenuß führen.

Praxis
der
Kneipptherapie

Durchführung der Kneipp-Hydrotherapie (Wasserbehandlung) – Technik der Kneipp-Anwendungen

Es gibt in der Kneipptherapie annähernd 100 oder sogar über 100 verschiedene Wasseranwendungen. Es soll hier aber nur die Technik derjenigen Anwendungen beschrieben werden, die für den täglichen Gebrauch im Hause geeignet sind.

Bäder

Es kommen Arm-, Fuß-, Sitz-, Halb-, Dreiviertel- und Vollbäder zur Anwendung. Diese Bäder können kalt, wechselwarm, als temperaturansteigende und als warme Bäder genommen werden. Die warmen Bäder werden gewöhnlich mit Kräuterzusätzen genommen. Die gebräuchlichsten Kräuterzusätze sind: Rosmarin, Fichtennadel, Heublumen, Hopfen, Wacholder, Melisse und Baldrian. Diese Kräuterzusätze können in Form eines Badesalzes oder eines Ölbades mit einem hohen Gehalt an den wichtigen ätherischen Ölen verwendet werden und sind absolut wannenrein.

Temperaturtabelle

0°C	6°–18°C	bis 22°C	23°–32°C
Eis	kalt	temperiert	zu geringe Reaktion
33°–35°C	36°–38°C	bis 41°C	bis 44°C
Haut- oder Indifferenztemperatur	warm	heiß	sehr heiß

DAS KNEIPP-ARMBAD

Das kalte Armbad

▷ *Gefäß:* Kneipp-Armbadewanne, ovales Plastikwännchen oder Waschbecken. Die Wanne soll so beschaffen sein, daß das Wasser bis zur Mitte des Oberarmes reicht.

▷ *Vorbedingung:* Warmer Raum, warmer Körper (nicht bei Frösteln!), warme Füße. Gefäß bequem stellen.

▷ *Durchführung:* Eintauchen der Arme bis zur Mitte des Oberarmes in das kalte Wasser. Im Wasser bleiben bis zur Reaktion (stark zusammenziehendes oder Wärmegefühl,

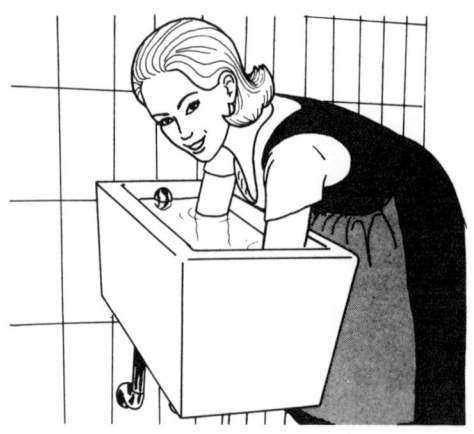

zarte Rötung), etwa 20–30 Sekunden. Wasser mit der Hand abstreifen, Hände abtrocknen, bei kurzen Hemdärmeln auch die Arme. Bei langen Hemdärmeln das Hemd über die nassen Arme wieder anziehen. Pendeln mit den Armen zur Nacherwärmung.

▷ *Fehler:* Kalter Körper, kalter Raum, Überschreiten der Reaktion. Ungenügende Nacherwärmung.

Das (in der Temperatur) ansteigende Armbad

▷ *Gefäß:* wie bei 1. bzw. besonders konstruierte Wanne.
▷ *Vorbereitung:* Warmer Raum, möglichst warmer Körper, bequeme Sitzgelegenheit. Einhüllen des Unterkörpers.
▷ *Durchführung:* Eintauchen der Arme (auch nur ein Arm genügt, bei sehr empfindlichen oder geschädigtem Herzen zunächst nur den rechten Arm) bis zur Mitte des Oberarms in das Wasser von 33°C. Innerhalb von 10–15 Minuten wird das Wasser durch Zufließenlassen von heißem Wasser auf 39–40° erwärmt. Dauer 10–12 Minuten. Abbrechen bei Schweißausbruch, Unlust oder Beklemmungsgefühl. Nach dem Bad ins warme Bett.
▷ *Fehler:* Bei Beginn wärmer als 35°C. Zu schnelles Zufließenlassen des heißen Wassers. Kaltes Zimmer. Nicht Einhüllen des Unterkörpers.

Das warme Armbad

Das warme Armbad mit Kräuterzusatz wird mit einer Temperatur von 38°C gegeben. Dauer 10–12 Minuten. Zum Abschluß kurzen kalten Abguß oder kalte Waschung.

Das Wechselarmbad

▷ *Gefäße:* wie bei 1.
▷ *Vorbedingung:* wie bei 1.
▷ *Durchführung:* Erste Wanne Wasser von 38°C. Zweite Wanne ganz kaltes oder leicht temperiertes Wasser. Zuerst Arme bis zur Hälfte des Oberarmes ins warme Wasser, 5 Minuten lang, dann 10 Sekunden in das kalte Wasser, dann wieder 3 Minuten ins warme Wasser und 10 Sekunden in das kalte Wasser. Nur Hände abtrocknen, weitere Erwärmung durch Bewegung.
▷ *Fehler:* Kalter Körper, kalter Raum, laues Wasser, fehlende Nacherwärmung.

DAS KNEIPP-FUSSBAD

Das kalte Fußbad

▷ *Gefäß:* Kneipp-Fußbadewanne, Holzbottich oder großer Plastik-Putzeimer. Die Wanne muß so hoch sein, daß das Wasser mindestens bis über die Mitte der Wade reichen kann.

▷ *Vorbedingung:* Warmer Raum, warmer Körper, warme Füße.

▷ *Durchführung:* Langsames Eintauchen beider Beine in das kalte Wasser (Temperatur um so kälter, je wärmer der Fuß!): Im Wasser bleiben bis zur Reaktion (stark zusammenziehendes oder Wärmegefühl), etwa 10–30 Sekunden. Beine aus dem Wasser ziehen. Mit den Händen das Wasser abstreifen, nicht abtrocknen. Strümpfe über die noch feuchte Haut ziehen, dann zur Nacherwärmung mindestens 15 Minuten marschieren. Das kalte Fußbad ist besonders bei Krampfadern angezeigt.

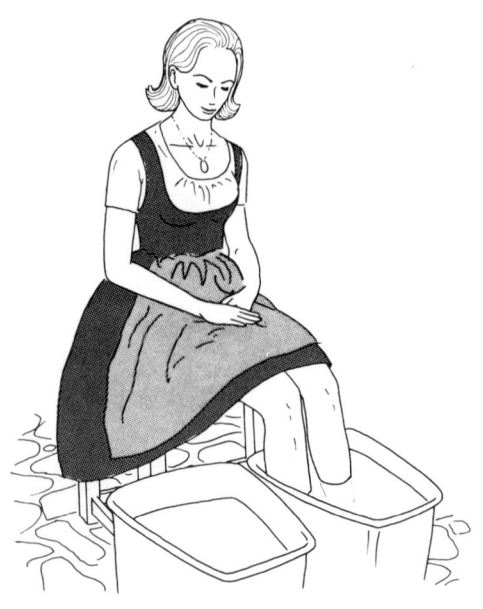

▷ *Fehler:* Kalter Körper, kalter Raum, Überschreiten der Reaktion. Mangelnde Nacherwärmung. Zu nahe an den Mahlzeiten (mindestens 1 Stunde Abstand!).

Das (in der Temperatur) ansteigende Fußbad

▷ *Gefäß:* wie bei 1.
▷ *Vorbedingung:* Warmer Raum, bequeme Sitzgelegenheit, bekleideter Oberkörper.
▷ *Durchführung:* Eintauchen beider Beine bis über die Wadenmitte in Wasser von 33°C. Innerhalb von 10–12 Minuten wird das Wasser durch langsames Zufließenlassen von heißem Wasser auf 39–40°C erwärmt. Höchstdauer 15 Minuten. Abbrechen bei Schweißausbruch oder Schwächegefühlen sowie Herzklopfen. Nach dem Bad am besten ins warme Bett und gut einpacken. Eine halbe bis eine Stunde liegenbleiben.
▷ *Zusätze:* Natur-Badesalz oder Öle (s. auch Indikationen der Kräuterzusätze).
▷ *Fehler:* Bei Beginn wärmer als 35°C, zu schneller Zufließenlassen des heißen Wassers, kaltes Zimmer, unbedeckter Oberkörper. Zu nahe an den Mahlzeiten (mindestens eine Stunde Abstand!).

Das warme Fußbad

Das warme Fußbad mit Kräuterzusatz wird mit einer Temperatur von 38°C gegeben. Dauer 10–12 Minuten. Zum Abschluß kurzer kalter Abguß oder kalte Waschung.

Das Wechselfußbad

▷ *Gefäße:* wie bei 1.
▷ *Durchführung:* Erste Wanne Wasser von 38°C. Zweite Wanne brunnenfrisches oder etwas temperiertes Wasser (ca. 12–18°C). Zuerst Beine bis über die Mitte der Wade ins

warme Wasser 3–5 Minuten lang eintauchen. Dann 10 Sekunden ins kalte Wasser, von da wieder ins warme Wasser und Vorgang wiederholen, also zweimal warm und zweimal kalt, abschließen mit kaltem Wasser. Beine aus dem Wasser ziehen, nicht abtrocken, sondern nur mit den Händen das Wasser abstreifen, weitere Erwärmung durch Bewegung oder Bettruhe. Das Wechselfußbad ist ein gutes Training für den Kreislauf.

▷ *Fehler:* Kalter Körper, kalter Raum, laues Wasser, fehlende Nacherwärmung. Zu nahe an den Mahlzeiten (mindestens 1 Stunde Abstand!).

DAS KNEIPP-SITZBAD

Das kalte Tauchsitzbad

▷ *Gefäß:* Kneipp-Sitzbadewanne oder große ovale Plastikwanne. Nicht in der Badewanne!

▷ *Vorbedingung:* Warmer Raum, warmer Körper, warme Füße, evtl. Socken an den Füßen oder vorher warmes Fußbad.

▷ *Durchführung:* Langsames Eintauchen bis zum Nabel in das kalte Wasser unter Aufstützen der Hände auf den Wannenrand. Im Wasser bleiben bis zur Reaktion, die sich durch stark zusammenziehendes Gefühl ankündigt, etwa 15–20 Sekunden. Nach dem Herausgehen das Wasser mit den Händen abstreifen, nicht abtrocknen, sofort warme Unterwäsche darüberziehen, dann zur Nacherwärmung sich mindestens 30 Minuten bewegen oder im Bett warm einpacken.

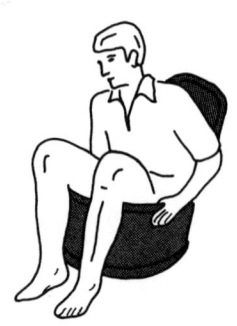

▷ *Fehler:* Kalter Körper, kalter Raum, kalte Füße, Überschreiten der Reaktion, mangelnde Nacherwärmung, weniger als eine Stunde Abstand von den Hauptmahlzeiten.

Das (in der Temperatur) ansteigende Sitzbad

▷ *Gefäße:* wie bei 1.
▷ *Vorbedingung:* Warmer Raum, warme Füße, evtl. Socken an den Füßen, Fußmatte.
▷ *Durchführung:* Langsames Eintauchen in das warme Wasser (Temperatur 33°C). Innerhalb von 10–15 Minuten wird das Wasser durch Zufließenlassen von heißem Wasser auf 39–40°C erwärmt. Höchstdauer 15 Minuten. Abbrechen bei Schweißausbruch oder Unlustgefühlen. Nach dem Bad sofort ins warme Bett.
▷ *Fehler:* Bei Beginn wärmer als 35°C. Zu schnelles Zufließenlassen des heißen Wassers, kaltes Zimmer, kalte Füße (evtl. auch Decke über den Oberkörper legen!), zu nahe an den Mahlzeiten (weniger als eine Stunde Abstand).

Das warme Sitzbad

Das warme Sitzbad mit Kräuterzusatz wird mit einer Temperatur von 38°C gegeben. Dauer 10–12 Minuten. Zum Abschluß kalter Abguß oder kalte Waschung.

Das Wechselsitzbad

▷ *Zwei Gefäße:* wie bei 1.
▷ *Durchführung:* Erste Wanne Wasser von 38°C, zweite Wanne brunnenfrisches Wasser (ca. 12–14°C oder leicht temperiert). Zuerst ins warme Wasser bis zu einem allgemein angenehmen Wärmeempfinden (ca. 4–6 Minuten). Dann für 5–10 Sekunden ins kalte Wasser, der Wechsel wird wiederholt, abschließend mit kaltem Wasser. Abstreifen oder bei empfindlichen Patienten abtrocknen, entweder Bettruhe oder für kräftige Bewegung sorgen (mindestens 15–30 Minuten flottes Gehen).
▷ *Fehler:* Kalter Körper, kalter Raum, laues Wasser, fehlende Nacherwärmung, zu nahe an den Mahlzeiten (mindestens eine Stunde Abstand!).

Das Kneipp-Halbbad

Beim kalten Halbbad wird der ganze Unterkörper einschließlich beider Beine ins Wasser getaucht, das bis zur Nabelhöhe reicht. Temperatur des Wassers 15–18°C. Dauer des Bades 10 Sekunden. Anschließend Wasser mit der Hand abstreifen, warme Kleidung und kräftige Bewegung oder Nachwärmen im Bett, wobei darauf zu achten ist, daß man gut zugedeckt ist.

Das warme Halbbad

mit Kräuterzusätzen wird mit einer Temperatur von 38°C und 10–12 Minuten Dauer verabfolgt.

Das Kneipp-Dreiviertelbad

reicht bis zur Brust, die aus dem Wasser herausragen soll.

Das Kneipp-Vollbad

umfaßt den ganzen Körper mit Ausnahme des Kopfes. (Dreiviertel- und Vollbäder werden nur selten als Wechselbäder durchgeführt.)

Indikationen der Kräuterzusätze

Baldrian: Baldrian hat als Badezusatz eine beruhigende, entspannende Wirkung.

Fichtennadel: Fichtennadel hat eine allgemein kräftigende, angenehm erfrischende Wirkung.

Heublumen: Heublumen werden bei rheumatischen und arthrotischen Beschwerden gegeben.

Hopfen: Ein Hopfenbad bewirkt ein gutes Ein- und Durchschlafen (warmes, nicht heißes Bad).

Lavendel: Ein Lavendelbad wirkt belebend, wohltuend und entspannend.

Melisse: Die Wirkstoffe der Melisse wirken im Bad entkrampfend, beruhigend (warmes, nicht heißes Bad).

Rosmarin: Rosmarinbäder regen den Kreislauf an.

Thymian: Das Thymianbad ist das Bad für die Atemwege, es wirkt schleimlösend und unterstützt den Körper bei der Abwehr von Erkältungskrankheiten.

Wacholder: Die ätherischen Öle des Wacholders und des Wintergrünöles unterstützen wohltuend die Behandlung der Rheuma- und Bandscheibenbeschwerden.

Güsse

DER KNEIPPSCHE KNIEGUSS

▷ *Gefäße:* 1. Eine flache Wanne, Sitzwanne, Badewanne zum Hineinstellen; 2. Gießkanne mit weitem Ausfluß oder Schlauch; der Schlauch soll möglichst eine lichte Weite von 18–20 mm haben. Behelfsmäßig kann auch mit dem üblichen Brauseschlauch gegossen werden, wenn der Brausekopf abgeschraubt wird. Bei nach oben gerichteter Schlauchöffnung soll das Wasser etwa fingerlang sprudeln. Wassertemperatur der kalten Güsse 12–18°C. Dauer des Gusses etwa 40–60 Sekunden. Beim Wechselguß ist die Temperatur des kalten Wassers ebenfalls 12–18°C. Die Temperatur des warmen Wassers soll etwa 38°C betragen. Man beginnt immer warm, wechselt zweimal und hört kalt auf. Dauer des warmen Gusses 1–2 Minuten. Dauer des kalten Gusses etwa 20 Sekunden. Nach den Güssen das Wasser lediglich mit der Hand abstreifen, nicht abtrocknen. Auf warme Kleidung und anschließend kräftige Bewegung achten. Es muß nach jedem Guß ein angenehmes Wärmegefühl auftreten!

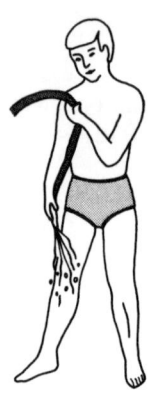
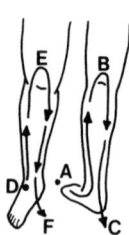

▷ *Vorbedingung für alle Güsse:* Warmer Raum, warmer Körper – besonders für kalte Güsse! Niemals kalt auf kalt.
▷ *Durchführung:* Kalter Knieguß: Entblößt wird nur der Unterkörper. Es wird zunächst von rückwärts gegossen; der Schlauch wird wie ein Bleistift zwischen die Finger genommen. Zuerst den Vorfuß begießen bei Punkt A. Dann in langsamem Zug bis B (Kniekehle). Dort etwas verweilen und darauf achten, daß das Wasser wie ein Mantel möglichst ohne Lücken die ganze Wade berieselt. Bei richtiger Ausführung greift der Wassermantel auch etwas auf die Vorderseite über. Dann weiter gießen bis Punkt C. Dauer der Begießung einer Vorder- und Rückseite bis zum Eintritt der Reaktion (zarte Rötung oder Wärmegefühl) durchschnittlich 8–10 Sekunden. Nun dasselbe am linken Bein bis Punkt B, von dort kurz auf Punkt B des rechten Beines etwas verweilen, wieder nach links zurück und abwärts zu Punkt C. Nun läßt man die Fußsohlen heben und begießt sie kurz. Dann wird von vorne rechts gegossen, beginnend bei Punkt D seitlich zum Knie (E), das ein- bis zweimal kreisend umfahren wird, dann andere Schienbeinseite nach unten zu Punkt F. Hierauf folgt das linke Bein. Von der Kniescheibe wieder kurz nach rechts überspringen, rechte Kniescheibe einmal umkreisen, dann wieder links und an der Wade abwärtsfahren. Von beiden Beinen wird nun das Wasser mit der flachen Hand abgestrichen, es werden, ohne

abzutrocknen, trockene Strümpfe darübergezogen und gleich danach ein Fußmarsch von mindestens ¼ Stunde zur Nacherwärmung gemacht. Der heiße Kniguß wird genauso ausgeführt wie der kalte, Temperatur 38–40°C. Beim Wechsel-Kniguß wird zuerst heiß, bis zum Auftreten einer intensiven Rötung, dann kalt gegossen und zweimal gewechselt.

▷ *Fehler:* Kalter Raum, kalter Körper, gießen über die Reaktionszeit hinaus, fehlende Nacherwärmung.

DER SCHENKELGUSS

Beginn an der Rückseite vom rechten Vorderfuß zur Ferse, an der Außenseite des rechten Beines hoch bis zum Becken und dort fünf Sekunden bleiben. An der Innenseite des rechten Beines wieder zurück zur Ferse und von dort sofort am linken Bein in der gleichen Weise bis zum Becken und dort fünf Sekunden verweilen. Anschließend ohne nach unten zu gehen fünf Sekunden rechtes Becken, wieder fünf Sekunden zum linken Becken und dann an der Innenseite des linken Beines zurück zur Ferse. Dann an der Vorderseite des rechten Beines hoch bis zur Leistenbeuge, dort fünf Sekunden bleiben und am rechten Bein innen zurück. Anschließend am linken Bein bis zur Leistenbeuge, fünf Sekunden bleiben, fünf Sekunden nach rechts und wieder fünf Sekunden nach links, anschließend am linken Bein innen zurück zur Ferse. Als Abschluß kurzer Guß über die Fußsohlen.

DER ARMGUSS

Beginn an der Außenseite der rechten Hand. Von dort wird der Strahl am rechten Arm hoch über das Schultergelenk geführt, dort das Wasser fünf Sekunden gleichmäßig am Arm ablaufen lassen und dann an der Innenseite des rechten Armes zum Ellenbogen, sofort wieder hoch zum Schultergelenk, fünf Sekunden gießen und an der Innenseite des

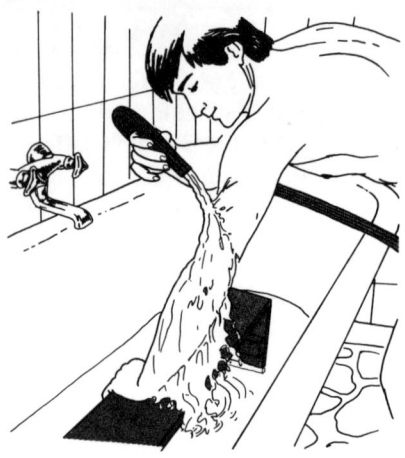

rechten Armes hinunter gehen. Am linken Arm wird der
Guß in der gleichen Weise durchgeführt.

An den Armguß kann man noch den Gesichtsguß anschlie-
ßen. Dabei wird mit einigen Längs- und Querstrichen das
Gesicht von der Stirn bis zum Kinn begossen.

DER BRUSTGUSS

Ausführung wie beim Armguß. Nur wird jetzt von der Inne-
seite des linken Armes ausgehend die Brust mit 3–5 achter-
förmigen Schleifen begossen.

DAS WASSERTRETEN

Wasserhöhe bis etwa ¾ Wade. Wenn kein Tretbecken vorhanden ist, läßt es sich leicht in der Badewanne durchführen. Bei jedem Schritt muß das Bein aus dem Wasser heraus-
gehoben werden. Die Temperatur des Wassers soll 12 bis
18°C betragen. Dauer 15–30 Sekunden je nach Verträglichkeit. Nach Beendigung das Wasser mit der Hand abstreifen. Nicht abtrocknen! Anschließend trockene wollene
Strümpfe anziehen und einige Minuten gehen oder laufen.
Es muß dann ein angenehmes Wärmegefühl eintreten.

DAS TAUTRETEN

Dauer 3–5 Minuten in feuchtem Gras, nicht zu langsam gehen, anschließend wieder trockene wollene Strümpfe anziehen und schnelles Gehen für einige Minuten.

DAS SCHNEEGEHEN

Nur bei weichem Schnee möglich. Füße müssen vorher warm sein!!! Im Hause Füße frei machen, etwa 10–30 Sekunden in den Schnee laufen und dann wieder ins warme Zimmer zurück. Schnee mit der Hand abstreifen, Füße kräftig reiben, Wollstrümpfe anziehen und einige Minuten im Zimmer hin- und hergehen.

Die Kneippsche Waschung

a) Oberkörperwaschung
b) Unterkörperwaschung
c) Ganzwaschung

▷ *Geräte:* 1. Das übliche Handtuch oder ähnlich gefaltetes Tuch. 2. Schüssel mit ganz kaltem Wasser (evtl. Schneewasser).
▷ *Vorbedingungen:* geschlossenes Fenster (kein Luftzug), warmer Körper.
▷ *Durchführung:* Vom Bett aus besonders wirkungsvoll am Morgen. Schüssel mit Wasser neben das Bett stellen, Tuch gefaltet ins Wasser legen, Blase entleeren, dann ins Bett zurückgehen.
Solange im Bett bleiben, bis Körper und Bett wieder warm sind. Dann auf Bettvorlage heraustreten, Hemd im Bett lassen, Bett zudecken. Tuch aus dem Wasser nehmen, an den Rändern ausdrücken.

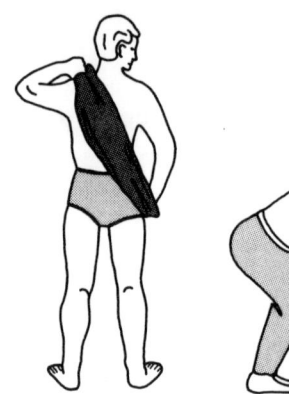
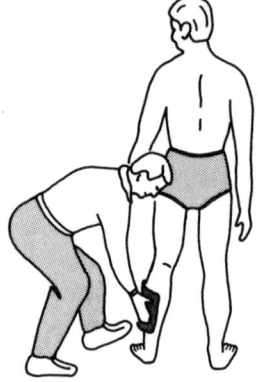

1. Beginn der Waschung am rechten Gesäß, Hinterseite Bein, mit zügigem Strich über rechte Fußsohle, Schienbein und Oberschenkel zur Leistenbeuge, Tuch umdrehen, dasselbe am linken Bein ausführen.
2. Tuch einfach auseinanderfalten, Außenseite nach innen, so daß nun die kalte Innenseite zum Waschen benützt wird. Waschen von Achselhöhle des rechten Armes über Innenhand, Handrücken, Unterarm, Oberarm zur Schulter mit *einem* Strich. Tuch umdrehen, dasselbe am linken Arm.
3. Tuch eintauchen, an den Rändern ausdrücken, Waschung des Leibes und der Brust.
4. Tuch eintauchen, ausdrücken, auseinandernehmen, an beiden Schmalseiten fassen, über den Kopf hinweg auf den Nacken legen, von da in Links-rechts-Strichen über den Rücken bis zum Becken waschen.
5. Schnell Hemd überziehen, ins warme Bett zurück, gut zudecken (auch Füße).

Die *Kneippsche Waschung* kann immer, vorausgesetzt, daß der Körper warm ist, auch im Laufe des Tages ausgeführt werden: Man zieht sich aus, führt die Waschung wie oben aufgeführt durch, trocknet nur ganz kurz oder überhaupt nicht ab, legt die Kleider wieder an und verschafft sich Wärme durch Bewegung.

Die Ausführung darf höchstens 1–1½ Minuten in Anspruch nehmen.

Oberkörperwaschung: nur oberhalb der Gürtellinie.

Unterkörperwaschung: nur unterhalb der Gürtellinie.

▷ *Fehler:* Durchführung bei offenem Fenster, bei kaltem Körper (auch kalten Füßen, kaltem Bett, bei Frösteln).

Das Trockenbürsten

Mit einer kräftigen Wurzelbürste den Ober- oder Unterkörper bürsten in der Art, wie es bei der Waschung angegeben ist. Hinterher ebenso wie nach der Waschung ruhen.

Wickel

Wickel und Packungen werden im Bett verabreicht. Sie können kalt, temperiert und heiß gegeben werden. Zusätze von Essig und Lehm bei kalten, Heublumen bei warmen bzw. heißen Wickeln sind möglich. Weitaus am häufigsten werden kalte Wickel angelegt. Diese dürfen nur bei warmem Körper im warmen Bett angelegt werden. Füße dürfen nicht kalt sein! Auf vorherige Entleerung von Blase und Mastdarm achten.

Wickelmaße

Brustwickel	80 × 180 cm	Fußwickel	80 × 80 cm
Lendenwickel ..	80 × 180 cm	Wadenwickel	80 × 80 cm
Ganzpackung ..	190 × 210 cm	Armwickel	60 × 90 cm

Zu jedem Wickel gehören: 1. grobes Leinen, 2. Zwischentuch (Nessel oder Baumwolle), 3. ein bis zwei Wolltücher. Das Kneipp-Leinen, das unmittelbar dem Körper aufliegt, muß grob porös sein, damit es genügend Feuchtigkeit aufsaugen kann sowie eine gute Ausdünstung gewährleistet. Das Zwischentuch, das über das Leinen und Wolltuch 2 cm herausragen muß, dient in erster Linie hygienischen Gründen, trägt aber auch zum besseren Abschließen des Wickels bei. Das Wolltuch soll aus gutem Material sein. Es dient zur Erwärmung des Wickels.

Der Brustwickel

▷ *Vorbedingung:* Nur im warmen Bett anlegen, Körper muß warm sein. Bei Kältegefühl vorher innerlich heißen Tee oder Fruchtsaft, äußerlich evtl. ansteigendes Fußbad, ansteigendes Halbbad.

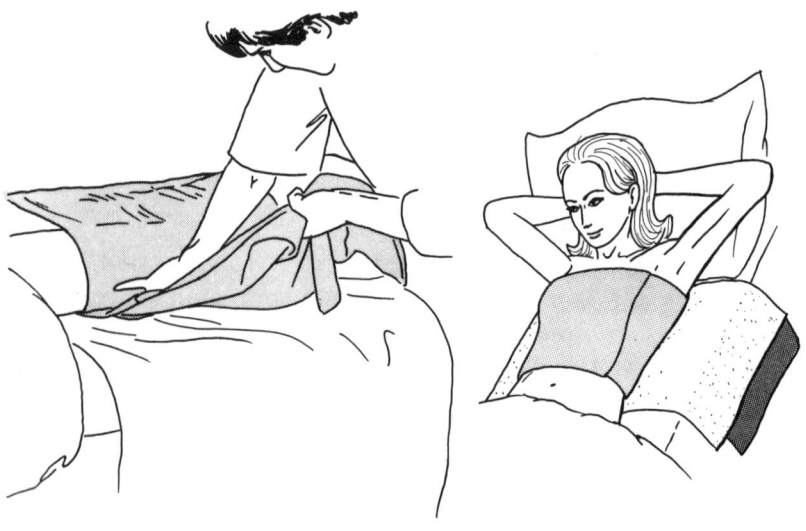

Es darf zwischen Wickeltuch und Haut kein Luftraum verbleiben. Der Wickel darf aber dennoch nicht beengen. Ist der Wickel angelegt, wird der Patient noch gut mit warmen Decken zugedeckt. Ist der Kranke innerhalb längstens 15 Minuten nicht warm, muß der Wickel abgenommen und Wärme zugeführt werden.

▷ *Wickeltücher:* 1. Innentuch aus grobem Leinen, etwa 80 × 180 cm. 2. Zwischentuch aus porösem Leinen oder Nessel. 3. Woll- oder Flanelltuch (Wolldecke) als äußere Umhüllung.

Das Zwischentuch soll Innentuch und Wolltuch überragen, was sich durch Einschlagen von Innentuch und Wolltuch leicht erreichen läßt; Wolltuch darf nie die bloße Haut bedecken.

▷ *Technik:* Wolltuch und Zwischentuch vorher ins Bett zum Anwärmen legen, Patient damit locker umhüllen. Innentuch so in frisches Wasser tauchen, daß es gut durchfeuchtet ist, auswringen. Patient sitzt auf, Innentuch auf Zwischentuch legen, Patient legt sich so darauf, daß die Tücher von der Achselhöhle bis zum Ende des Rippenbogens reichen. Innentuch umschlagen, Zwischentuch umschlagen und straff ziehen, Wolltuch umschlagen und straff ziehen. Der Wickel muß ziemlich stramm gezogen werden: Mit der linken Hand wird der um den Körper geschlagene Teil festgehalten, indem die Handkante das Tuchende zwischen Körper und Unterlage klemmt, die rechte Hand zieht den vorstehenden Teil des Tuches straff.

Der Wickel kann angelegt werden a) als *wärmeentziehender Wickel:* wenig auswringen, kurzes Liegenlassen, bei Erwärmung erneuern; b) als *wärmestauender Wickel:* stark auswringen, Liegezeit ¾ bis 1½ Stunden, Abnahme bei Beginn der Dunstbildung; c) als *schweißtreibender Wickel:* stark auswringen, Liegezeit 1½ bis 2 Stunden, Abnahme nach genügender Schweißbildung. Wann und wie die drei verschiedenen Arten angewendet werden, bestimmt der Arzt. Nach dem Wickel kräftiges Abfrottieren, nachher weiter Bettruhe. Wickeltücher nach Gebrauch auswaschen und trocknen.

▷ *Fehler:* Kalter Körper, kaltes Bett, laues Wasser, zu lockeres Anlegen, Überstehen des nassen Tuches über die trockenen, zu nahe an der Mahlzeit, Lesen oder sonstige Beschäftigung während der Dauer des Wickels.

Der Halswickel

▷ *Vorbedingungen:* Beim Halswickel im Bett bleiben. Patient muß warm sein. Bei Frösteln, kalten Füßen usw. durch Wärmflasche, ansteigendes Fußbad vorher erwärmen, innerlich durch heißen Bronchipressan-Tee, Honigmet, Fruchtsaft usw.

▷ *Material:* Innentuch: 8 bis 10 cm breit, 60 bis 80 cm lang, grobes Leinen; Außentuch: breiter Wollschal. Beides sollte in jedem Haushalt vorrätig sein, nicht erst bei Angina angefertigt werden.

▷ *Technik:* Innentuch zur Hälfte in frischkaltes Wasser tauchen, mäßig auswringen, die nasse Seite in der Längsrichtung einen Querfinger breit einschlagen. Wickel so um den Hals legen, daß er gut anliegt, die trockene Hälfte über die nasse weiterwickeln. Dann hierüber ebenso gut anliegend den Wollschal wickeln und befestigen. Der Wickel bleibt je nach Verordnung des Arztes ½ bis 1 Stunde liegen. Er kann in den gleichen Abständen wiederholt werden.

▷ *Fehler:* Kalter Körper, zu warmes Wickelwasser, zu lockeres Anlegen, zu langes Liegenlassen.

Der Leibwickel

▷ *Vorbedingung:* Stets im Bett anlegen, Bett muß warm sein. Patient muß warm sein. Bei Frösteln, kalten Füßen usw. vorher im Bett erwärmen durch Wärmflaschen, durch ansteigendes Fußbad usw., innerlich durch Zuführen von heißem Tee, Honigmet oder Fruchtsaft.

▷ *Wickeltücher:* 1. grobes Leinentuch, das als nasses Tuch verwendet wird; 2. etwas größeres Leinen- oder Nesseltuch als Zwischentuch; 3. Wolltuch oder Flanelltuch als äußere Umhüllung.

Das Zwischentuch soll das nasse Leinen und auch das Wolltuch um einige Zentimeter überragen, was auch durch entsprechendes Einschlagen erreicht werden kann. Wickelmaße (im allgemeinen) 80 × 180 cm. Zum Wickel können auch entsprechend breite Handtücher verwendet werden.

Auch ein Kinderbettuch tut dieselben Dienste, wenn man es längs zusammenfaltet und die eine Seite naß macht, die andere trocken läßt; Innen- und Zwischentuch in einem.

▷ *Temperatur* des Wassers frischkalt.

▷ *Technik:* Nasses Tuch so fest auswringen, daß kein Tropfen mehr kommt. Wollenes Tuch vorher ins Bett legen oder anwärmen. Ebenso Zwischentuch. Alle 3 Tücher aufeinanderlegen. Patient legt sich dann so darauf, daß die Mitte der Tücher gerade über den Nabel reicht. Nun nasses Tuch fest umschlagen, dann Zwischentuch, zuletzt Wolltuch.

Der Wadenwickel

▷ *Vorbedingungen:* Bettruhe, warmes Bett, warme Füße.
Für den Wadenwickel, der von den Fußknöcheln bis zum Knie reichen soll, eignet sich jedes nicht zu kurze Handtuch. Dieses wird zur Hälfte in frischkaltes Wasser getaucht und ausgewrungen, zur anderen Hälfte trocken gelassen. Die feuchte Hälfte wird etwas in Längsrichtung eingeschlagen, um die Wade straff gewickelt, die trockene darüber straff gezogen. Oben und unten wird zweckmäßig eine Bindentour zum Befestigen gewickelt, darüber ein Wolltuch. Besonders angefertigte Wadenwickel sollen eine Größe von etwa 80 × 80 cm haben und aus einem Innentuch (naß) von grobem Leinen, einem Zwischentuch aus porösem Leinen oder Nessel und einem Wolltuch als äußere Umhüllung bestehen. Es ist darauf zu achten, daß die äußeren Tücher das nasse Innentuch an den Rändern um 5 cm überragen. Das Wolltuch darf aber nicht auf die Haut kommen. Am breitesten soll das Zwischentuch sein. Es ist stets für eine straffe Wickelung zu sorgen, da ein zu locker angelegter Wickel schadet. Dies wird erreicht durch das Gegenzugverfahren, wobei die linke Hand den umgelegten Wickel fixiert und ihn, während die rechte Hand am überstehenden Ende straff zieht, unter die Wade einsteckt. Dann schlägt die rechte Hand den restlichen Teil um das Bein herum.

▷ *Fehler:* Laues Wasser, zu lockeres Anlegen, zu leichte Bedeckung.

Der Ganzwickel

Der gesamte Körper mit Ausnahme des Kopfes wird einge-
wickelt. Mit dem Wickel beginnt man am Hals, die Arme
werden mit eingepackt.

Der Lehmwickel

Der Lehm wird in breiiger Form etwa 3 mm dick auf die
Haut oder noch besser auf ein Mulltuch aufgetragen. Die
Einwickelung erfolgt mit den üblichen Tüchern. Der Wickel
wird im allgemeinen kalt angelegt und bleibt ½ bis höchstens ¾ Stunde liegen. Der Lehm wirkt entfettend. Bei häu-
figer Anwendung muß daher die Haut eingefettet werden.

Die Lehmpackung

Zur Lehmpackung stellt man sich einen ziemlich dicken
salbenartigen Lehmbrei her. Als Lehm verwendet man den
käuflichen Lehm (Tonlehm). Bei offenen Wunden darf nur
keimfreier Lehm verwendet werden. Zum Anrühren des
Lehmbreies kann man außer klarem Wasser auch Essigwasser verwenden. Der Wickel soll ½ bis ¾ Stunde liegenbleiben.

Der Quarkwickel

Der Quark wird mit etwas Milch, der man noch zur Ver-
stärkung einige Tropfen Essig zusetzt, angerührt und wie
eine dicke Salbe gut fingerdick auf ein Leinentuch gestri-
chen. Dieses legt man auf oder um die zu behandelnde
Stelle und schließt es mit einem Zwischentuch und einer
Wolldecke ab. Diese Auflage bleibt bis zum Trockenwerden
des Quarks liegen. Dauer ½ bis ¾ Stunde.

Die Herzkompresse

▷ *Vorbedingung:* Bettruhe, ruhige Umgebung, vorherige Erwärmung von kalten Füßen und Händen.

▷ *Material:* Mehrfach gefaltetes Leinentuch (etwa Serviette), nicht zu großes Handtuch.

▷ *Technik:* Das Tuch wird zur Hälfte naß gemacht, zur Hälfte trocken gelassen. Dann faltet man es so, daß in einer Größe von etwa 15 × 15 cm die nassen Lagen auf die Haut kommen, die trockenen nach außen abschließen. Bei kalten Kompressen wird das Tuch nur ausgedrückt, nicht ausgewrungen. Heiße Kompressen werden etwas stärker ausgedrückt als die kalten. Kalte Kompressen werden erneuert, sobald sie warm werden; heiße Kompressen, sobald kein Wärmegefühl mehr bemerkbar ist. Es muß darauf gesehen werden, daß beim Wechsel die Brust zugedeckt wird. Die Herzkompresse kann auch mit einem Zwischen- und Wolltuch wie beim Brustwickel befestigt werden.

▷ *Fehler:* Zu kleine Tücher, Durchnässung des Hemdes, laues Wasser; Patient darf nicht allein gelassen werden.

▷ *Achte:* Bei Herzkrampf (Angina pectoris) keine kalten Kompressen! Der Patient muß beim Auflegen ein Wohlgefühl haben.

Der Heublumensack

Ein Sack von etwa 25 × 30 cm aus porösem Leinen wird trocken zu ⅔ mit trockenen Heublumen gefüllt, mit kochendem Wasser übergossen und das Gefäß zugedeckt. Der Sack bleibt 5 bis 10 Minuten in heißem Wasser. Noch besser benutzt man ein Gefäß mit einem Rost, unter dem das Wasser zum Verdampfen gebracht wird. Das Wasser selbst soll dabei den Sack nicht berühren. Der durchdampfte Sack ist sehr heiß, auspressen ist nicht notwendig. Der Sack wird so heiß wie möglich aufgelegt, wobei aber Verbrennungen der Haut unbedingt zu vermeiden sind. Das Anlegen erfolgt ebenso wie das Einwickeln des Patienten in der üblichen Art. Liegedauer 45 bis 60 Minuten.

Gebräuchliche Abkürzungen

1. Waschungen

Okw = Oberkörperwaschung
Ukw = Unterkörperwaschung
Gw = Ganzwaschung

2. Bürstungen

TrbO = Trockenbürstung Oberkörper
TrbU = Trockenbürstung Unterkörper
TrbG = Trockenbürstung des ganzen Körpers

3. Güsse

Kn	= Knieguß	U	= Unterguß
S	= Schenkelguß	O	= Oberguß
R	= Rückenguß	V	= Vollguß
Ag	= Armguß	Bl	= Blitzguß
Gg	= Gesichtsguß	Heißbl	= Heißer Blitzguß
Bg	= Brustguß		

Der Buchstabe „W" vor einem Guß bedeutet immer Wechselguß.

4. Bäder

Vb	= Vollbad	Szb	= Sitzbad
¾-Bd	= dreiviertel Bad	WAb	= Armbad
Hb	= Halbbad	WFb	= Fußbad

Der Buchstabe „W" vor einem Bad bedeutet wechselwarmes Bad,
die Buchstaben „anst" vor einem Bad bedeuten in der Temperatur
ansteigendes Bad.

5. Wickel

Fw	= Fußwickel	Aw	= Armwickel
Ww	= Wadenwickel	Lw	= Lendenwickel
Hw	= Halswickel	Kw	= Kurzwickel
Bw	= Brustwickel		

6. Kräuterzusätze

Bald	= Baldrian	Mel	= Melisse
Eich	= Eichenrinde	Ros	= Rosmarin
Fi	= Fichtennadel	Thym	= Thymian
Hbl	= Heublume	Zkr	= Zinnkraut
Kam	= Kamille		

D	= Dampf	Lbaf	= Leibauflage
Wtr	= Wassertreten	Hzk	= Herzkompresse
Hs	= Heusack		

Nach den kleinen Anwendungen, z. B. Güssen oder Wassertreten, soll man sich unmittelbar danach bewegen, z. B. schnelles Gehen, Gymnastik usw. Dauer mindestens 10 bis 15 Minuten. Nach den großen Anwendungen wie Vollbädern oder Blitzgüssen wird zunächst geruht. Dauer ¾ bis 1 Stunde. Mittags soll eine Bettruhe von 1 bis 1½ Stunden eingehalten werden – möglichst in frischer Luft bei offenem Fenster. Bei den Bewegungsübungen werden kurze körperliche Belastungen mit dazwischenliegenden Ruhepausen im Sinne eines Intervalltrainings langdauernden Anstrengungen vorgezogen. So entsteht ein Tagesablauf, der dem natürlichen Lebensrhythmus mit Wechsel von Aktivität und Entspannung weitgehend entspricht. Der Sonntag soll als Ruhetag zur Besinnung und kleinen Spaziergängen anregen. Der Wagen bleibt in der Garage. Sauna und Schwimmen können ebenfalls eingesetzt werden. Wichtig ist, daß

ZITATE VON SEBASTIAN KNEIPP

„Dreißig Jahre habe ich sondiert und jede einzelne Anwendung an mir selbst erprobt. Dreimal – ich gestehe es offen – sah ich mich veranlaßt, mein Wasserverfahren zu ändern, von der Strenge zur Milde herabzusteigen.“

„Bei allen Warmbädern benutze ich nie oder höchst selten Warmwasser allein, ich mische stets Absud von verschiedenen Heilkräutern bei.“

„Was die Kräuter in den Bädern vermögen, kann ich nur loben.“

---

man nicht zu viele und zu große Anwendungen durchführt und daß genügend Zeit zur Ruhe bleibt. Oberstes Gebot ist: Keine Hetze! Lieber eine Anwendung am Tag zu wenig als zu viel.

Man wird im Alltag eine oder höchstens zwei Anwendungen täglich machen können. An manchen Tagen, die mit Arbeit voll ausgefüllt sind, wird man es gar nicht können. Auch hier gilt – wie bei einer Kur – die Regel: lieber eine Anwendung weniger als Hetze und Überanstrengung! Sehr zu empfehlen ist dagegen, einmal im Monat ein Wochenende für die Gesundheit einzuplanen.

Erfahrungsgemäß läßt sich in der Regel eine Anwendung am Tag durchführen. Wenn man sich daran gewöhnt hat und merkt, wie gut einem das tut, hat man geradezu ein Bedürfnis danach und möchte nicht darauf verzichten.

Phytotherapie

Die sogenannte Phytotherapie, d. h. der Einsatz von Heilkräutern mit sogenannter „milder" Wirkung bietet mancherlei Möglichkeit, mit unschädlichen Arzneien Krankheitszustände zu vermeiden oder zu beheben.

Früher wurden die Heilkräuter gesammelt und in erster Linie als Tee zubereitet. Die Menge der darin enthaltenen Wirkstoffe war unterschiedlich und nicht genau bestimmbar. Ähnlich verhielt es sich auch mit den entsprechenden alkoholischen Pflanzenauszügen. Durch neuzeitliche Forschung und Weiterentwicklung wurden Methoden erarbeitet, unter voller Erhaltung der natürlichen Heilfaktoren den Inhalt der in den Arzneien enthaltenen wichtigen Wirkstoffe genau anzugeben und daher einen sicheren Wirkungseffekt zu gewährleisten. Die Behandlung mit derartign Naturarzneien, die nicht mit schädlichen Nebenwirkungen belastet sind, gewinnt heute immer mehr an Bedeutung, da viele Menschen bei jeder Kleinigkeit gedankenlos zu irgendeiner der zahllos angebotenen Tabletten greifen, anstatt sich zunächst der von der Natur gebotenen einfachen Mittel zu bedienen. So wichtig und unersetzlich die Medikamente der modernen Medizin bei den verschiedenen Krankheiten sind, so dringend muß vor der Gefahr eines Tablettenmißbrauchs gewarnt werden. Beim Abklingen akuter und sonstiger schwerer Krankheitserscheinungen soll man die dafür notwendigen stark wirkenden Arzneimittel allmählich durch mild wirkende Phytotherapeutika (Pflanzliche Arzneimittel) ersetzen, um damit die Gefahr der Nebenwirkungen zu verringern. Ebenso sollte man bei Alltagserkrankungen, den Bagatellkrankheiten, nicht sofort zu stark wirkenden Mitteln greifen, sondern mit den in der Kneipptherapie üblichen milden pflanzlichen Naturarzneien behandeln nach dem Motto: „Nicht mit Kanonen nach Spatzen schießen." Diese milden pflanzlichen Heilmittel sind seit vielen Jahren in der Volksmedizin in Gebrauch. Neuerdings hat man mit modernen Untersuchungsmethoden bei zahlreichen in der Kneipptherapie verwandten Drogen deren Wirkung überprüft. Dabei konnte man bei ätherischen Ölen, die Bestandteile zahlreicher Pflanzen sind, die Wirksamkeit objektivieren. Bei anderen Inhaltsstoffen von Pflanzen sind ebenfalls Wirkungsnachweise erbracht worden. Großmutters Kräutertees haben bei richtiger Zusammensetzung und Indikation auch heute noch eine Bedeutung, wenn sie ihren Möglichkeiten und Grenzen entsprechend sinnvoll eingesetzt werden. Die in der Kneipptherapie gebräuchlichen Arzneipflanzen sind in diese Therapie eingebettet und kommen in Verbindung mit den übrigen vier Wirkprinzipien besonders gut zur Geltung. „Ich kann nicht genug betonen, wie vorteilhaft für den ganzen Organismus eine Kur mit Kräutersäften ist" (Kneipp).

Eines muß jedoch ganz klar gesagt werden: Die Selbstbehandlung von Krankheiten hat ihre Grenzen. Sicher braucht nicht bei jeder Erkältung, jedem Kopfschmerz oder jedem sonstigen Wehwehchen sofort ein Arzt bemüht werden. Bei jeder ernsten Erkrankung aber ist eine ärztliche Untersuchung und Behandlung unerläßlich. Damit sollte man auch nicht zu lange warten, um nicht kostbare Zeit für eine intensive spezifische Behandlung zu verlieren. Darüber hinaus muß man auch bedenken, daß ernste Erkrankungen nicht selten mit „Bagatell"-Beschwerden beginnen. Wenn also scheinbar harmlose Beschwerden nicht nach kurzer Zeit verschwinden, ist es in jedem Fall besser, einen Arzt aufzusuchen. Daran ändern auch nichts die vielen Gesundheitsbücher für den Hausgebrauch. So kann auch die Phytotherapie, d. h. die Behandlung mit Naturarzneien in Form von Pflanzensäften, Tee, alkoholischen Pflanzenauszügen oder Tabletten und Pulver, keinesfall den Arzt ersetzen. Bei *allen Krankheiten* muß der Arzt entscheiden, *ob, wann* und *wie* diese Naturarzneien eingesetzt werden können.

ARNIKA

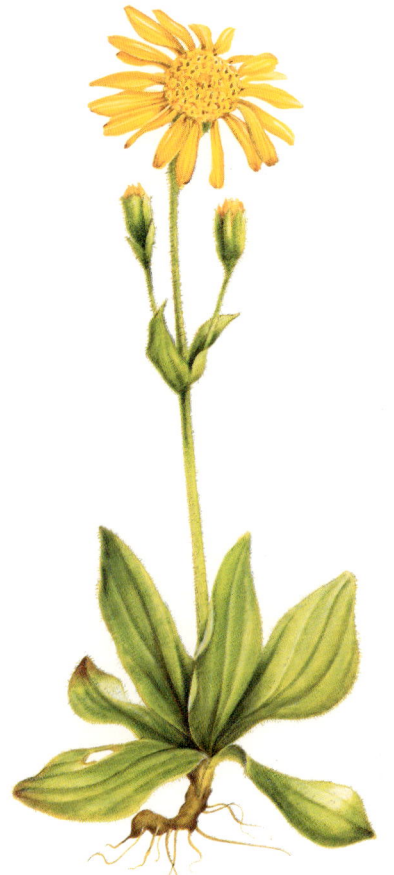

Arnika ist nicht mit Gold zu bezahlen, lobt Sebastian Kneipp, der Wiederentdecker der Arzneipflanzen.

Wirkung: entzündungshemmend, antiödematös. Anwendung: Förderung der Wundheilung, bei entzündlichen Venenerkrankungen, Schwellungen und Prellungen, bei schweren Beinen. Inhaltsstoffe: Sesquiterpene, Flavonoide, wenig ätherisches Öl. Vorkommen: heimisch in Gebirgen Europas, Asiens, Süd- und Nordamerikas; steht unter Naturschutz!

BALDRIAN

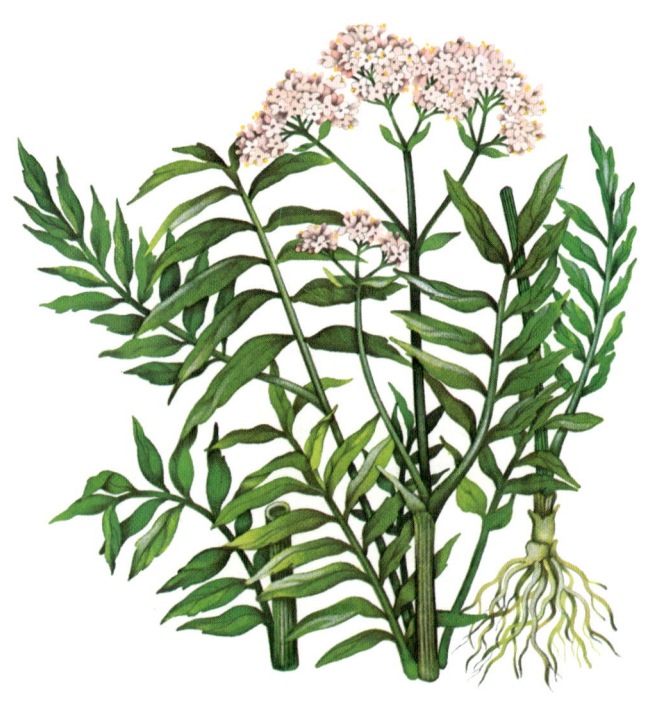

Bei allen Formen von Nervosität wirkt Baldrian sehr günstig.

Wirkung: allgemein Beruhigend und schlafvorbereitend, frei von Nebenwirkungen. Anwendung: als Tagesberuhigungsmittel bei Streß und nervlichen Belastungen, zur Erleichterung des Einschlafens, zum besseren Durchschlafen. Inhaltsstoffe: ätherisches Öl, Valerensäure, Valepotriate. Vorkommen: heimisch in Europa, wird fast ausschließlich kulturell angebaut.

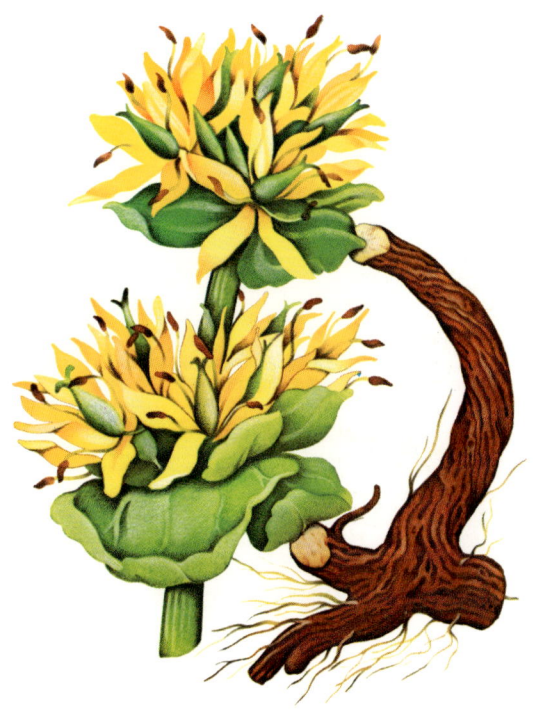

Der Enzian ist ein vorzügliches Magenmittel, sagt Kneipp.

Wirkung: appetitanregend, verdauungsfördernd. Anwendung: zur Verbesserung der Verdauung, als Aperitif. Inhaltsstoffe: Bitterstoffe (Amarogentin). Vorkommen: heimisch in europäischen Alpen; steht unter Naturschutz.

EUKALYPTUS

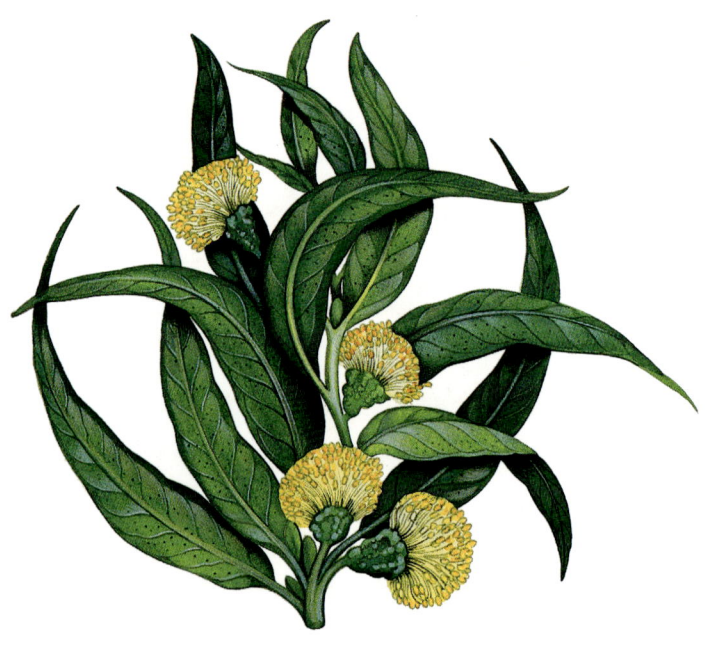

„Auf der ganzen Erde wachsen die verschiedensten Pflanzen, welche die Schmerzen lindern und das Übel verbessern und heilen."

KNEIPP

Wirkung: antiseptisch, schleimlösend, auswurffördernd. Anwendung: Erkältungskrankheiten der Luftwege. Äußerliche Anwendung bei rheumatischen Beschwerden. Arzneiliche Verwendung finden die Blätter und das aus ihnen gewonnene ätherische Öl. Inhaltsstoffe: cineolreiches ätherisches Öl. Vorkommen: heimisch in Australien, aber auch in den subtropischen Gebieten Europas.

HUFLATTICH

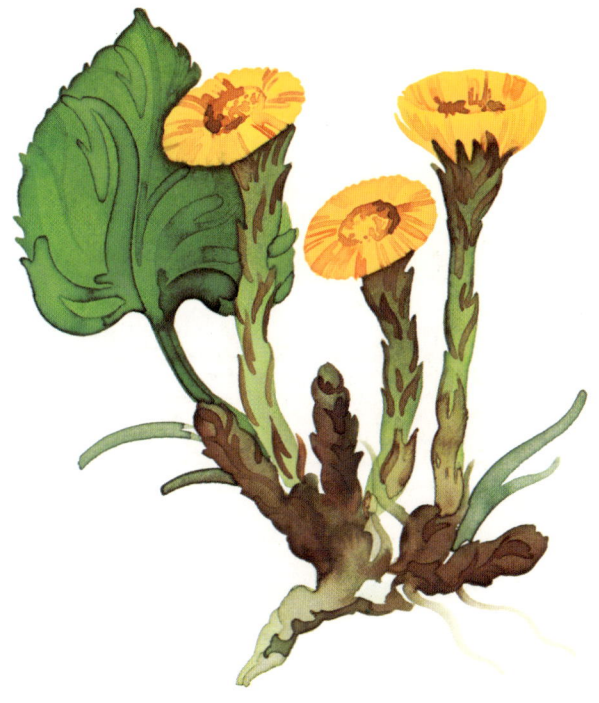

Huflattich ist ein echter Fegewisch für die Brust im Innern, sagt Sebastian Kneipp.

Wirkung: hustenreizlindernd. Anwendung: bei Erkältungskrankheiten. Inhaltsstoffe: überwiegend Schleimstoffe, Bitterstoffe. Vorkommen: heimisch in Europa und Asien.

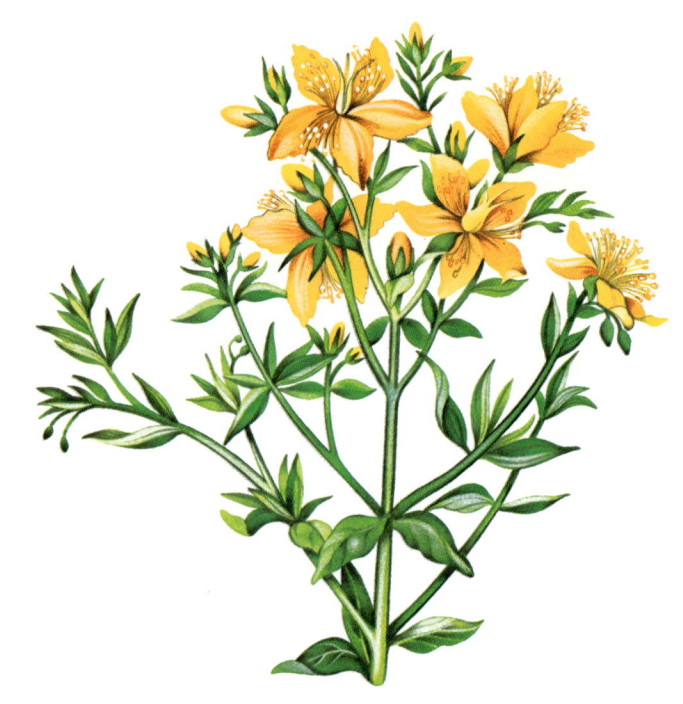

In der Naturapotheke von Sebastian Kneipp wird insbesondere das Johanniskraut als Hautbalsam und Johanniskräutertee zur Stimmungsaufhellung angewendet.

Wirkung: leicht stimmungsaufhellend, ölige Auszüge wirken entzündungshemmend. Anwendung: bei depressiven Verstimmungen, Angst, nervöser Unruhe. Ölige Zubereitungen zur Wundbehandlung und Hautpflege. Vorkommen: heimisch in den gemäßigten Klimazonen Mitteleuropas.

KAMILLE

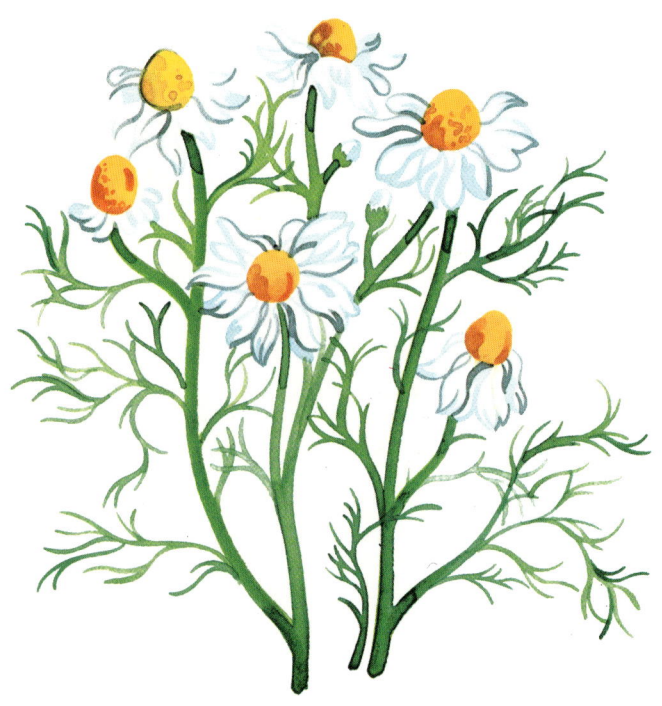

Kamille ist in der Kneipp-Gesundheitslehre bei äußerlicher Anwendung hoch geschätzt, und als Tee getrunken wird die krampflösende Wirkung offenbar.

Wirkung: krampflösend, entzündungshemmend, antibakteriell. Anwendung: bei akuten und chronischen Magenerkrankungen und Krämpfen, als Kopfdampf bei Erkältung und Kopfschmerzen. Äußerlich: vielfach in der Hautpflege. Inhaltsstoffe: ätherisches Öl (Matricin, Chamazulen, Bisabolol). Vorkommen: heimisch in Europa, Asien und Südamerika.

MELISSE (Zitronenmelisse)

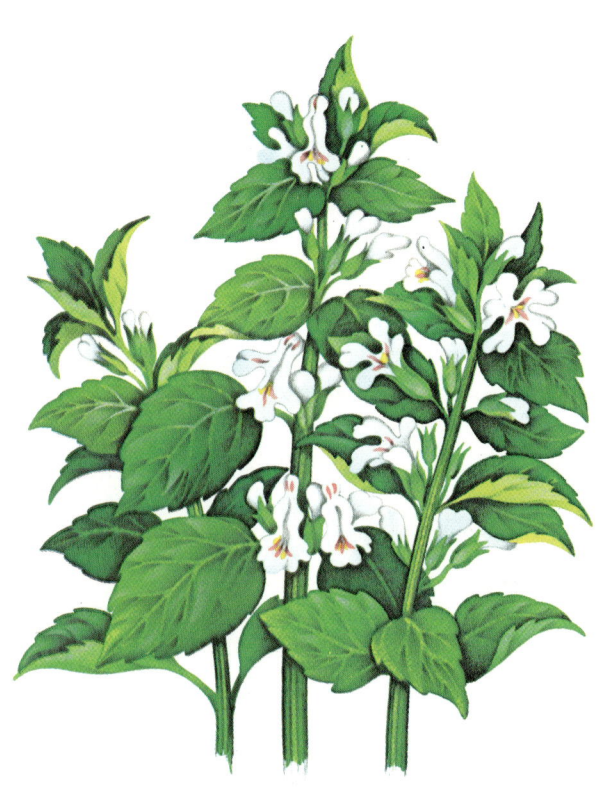

*„Die einfachen Mittel, die die Natur in Fülle bietet, achtet man kaum
mehr, eben weil sie so einfach sind."*   KNEIPP

Wirkung: beruhigend, krampflösend, blähungstreibend, antibakteriell. Anwendung: bei nervös bedingten Einschlafstörungen, bei
funktionellen Magen- und Darmbeschwerden. Inhaltsstoffe: ätherisches Öl (Citronellal, Geraniol). Vorkommen: heimisch im Mittelmeergebiet, auch in Mitteleuropa häufig angebaut.

MISTEL

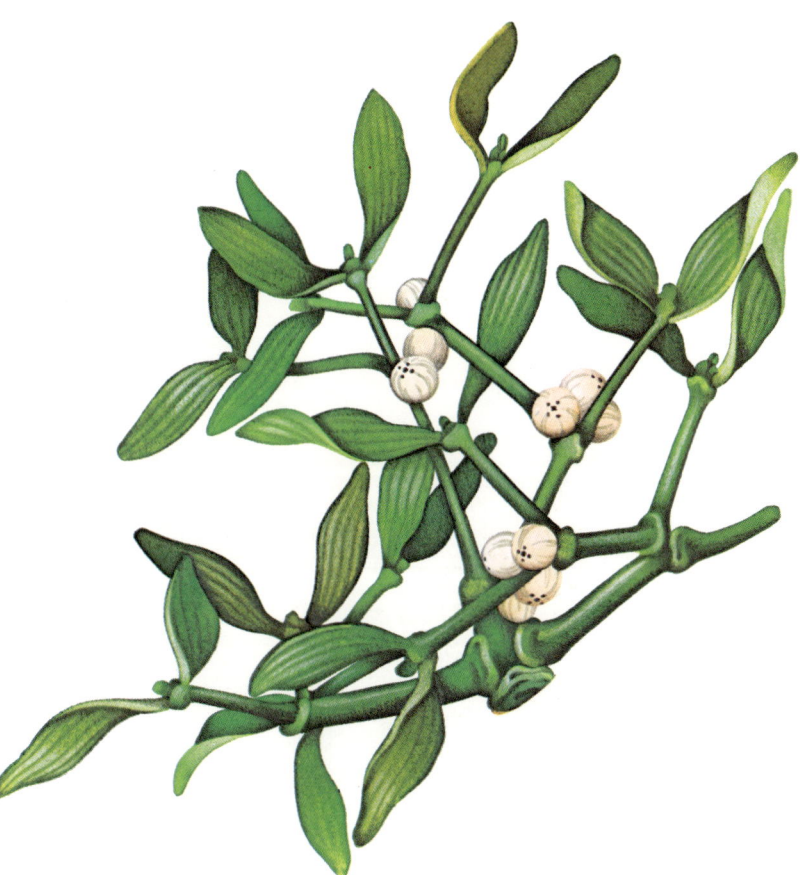

*Die Mistel leistet nach der Erfahrung von Sebastian Kneipp vorzüg-
liche Dienste bei Störungen im Blutumlauf.*

Wirkung: unspezifisch immunstimulierend. Anwendung: bei entzündlichen Gelenkerkrankungen, wissenschaftlich anerkannt bei
Tumorbehandlung. Traditionell angewendet zur milden Blutdruck-
senkung. Inhaltsstoffe: Eiweißsubstanzen (Viscotoxine). Vorkommen: heimisch in Europa, wächst als Halbschmarozer auf
Bäumen.

ROSMARIN

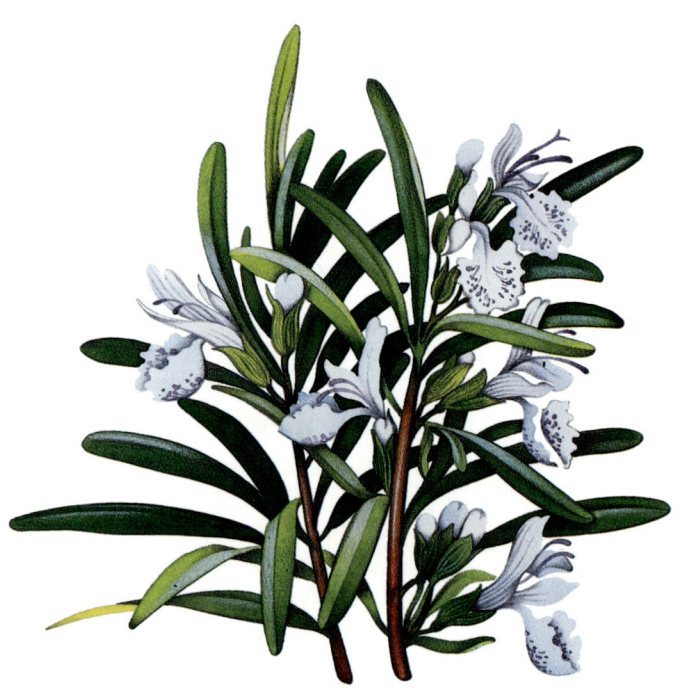

Kneipp stellt den Rosmarin unter die ersten Pflanzen, die dank ihrer Heilwirkung bekannt sind.

Wirkung: kreislaufanregend, tonisierend, hautreizend, durchblutungsfördernd. Anwendung: zur Kreislaufanregung, besonders im Bad, Unterstützung bei Verdauungsbeschwerden. Inhaltsstoffe: ätherisches Öl mit Cineol, Borneol. Vorkommen: heimisch auf Trockenböden im Mittelmeergebiet.

SALBEI

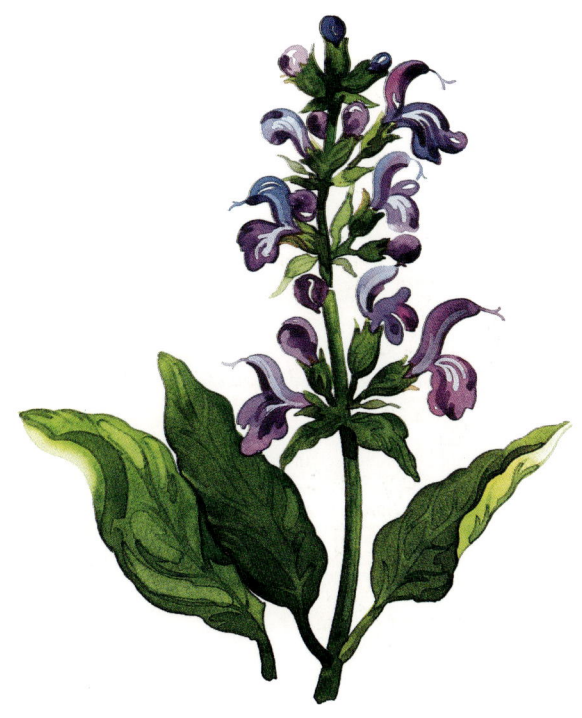

Salbei entfernt als Tee Verschleimungen im Gaumen und Hals. Sebastian Kneipp rät zu seinem häufigen Gebrauch.

Wirkung: antiseptisch und entzündungshemmend. Anwendung: zum Gurgeln, bei entzündlichen Veränderungen im Mund- und Rachenbereich. Innerlich: bei Verdauungsbeschwerden, bei vermehrter Schweißsekretion. Inhaltsstoffe: ätherisches Öl mit Cineol, Borneol, Thujon. Vorkommen: heimisch im Mittelmeergebiet.

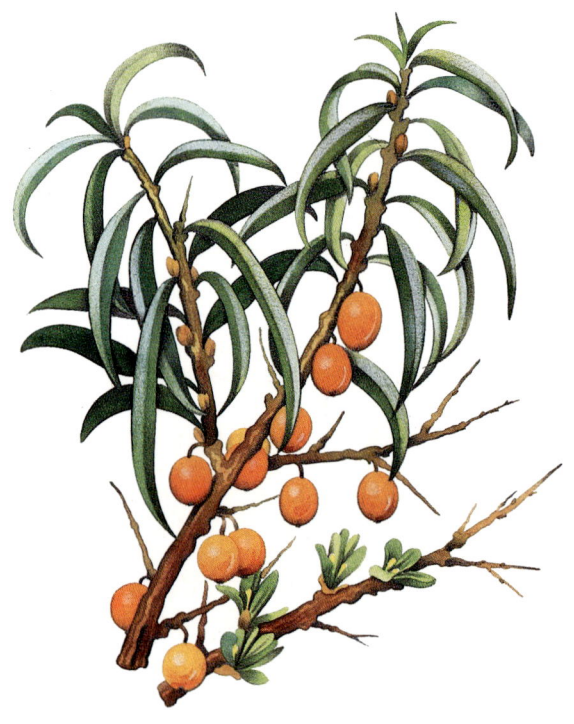

„Mit jedem Schritt und Tritt begegnen wir immer wieder neuen Pflanzen, die sehr nützlich und heilbringend sind." KNEIPP

Wirkung: Besserung des Allgemeinbefindens. Anwendung: bei
Erkältungskrankheiten wegen des hohen Vitamin-C-Gehaltes. In-
halts stoffe: Flavonoide, Vitamin C, Fruchtsäuren. Vorkommen:
heimisch in Europa.

SPITZWEGERICH

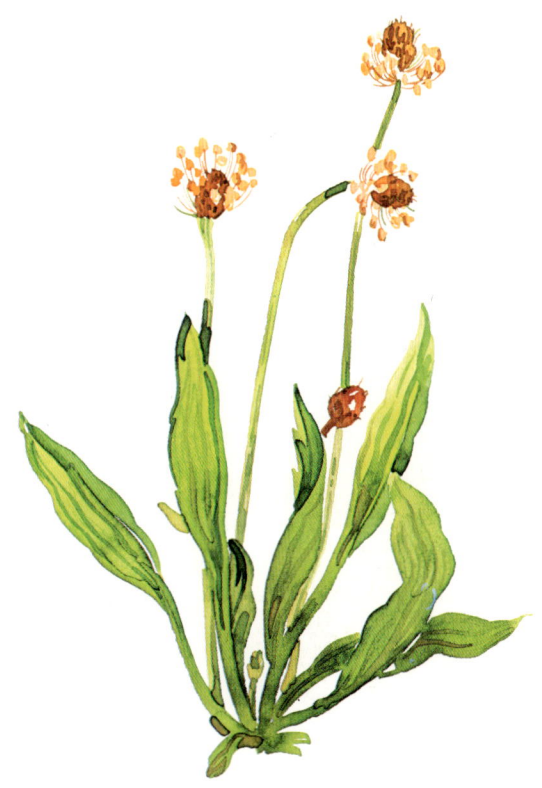

Spitzwegerichblätter geben einen prächtigen Tee bei Verschleimung der Atemwege.

Wirkung: antibakteriell, auswurffördernd. Anwendung: bei Erkältungskrankheiten, insbesondere Husten und Bronchitis. Inhaltsstoffe: Aucubin, Schleim und Gerbstoffe. Vorkommen: heimisch in Europa, Nord- und Mittelasien.

THYMIAN

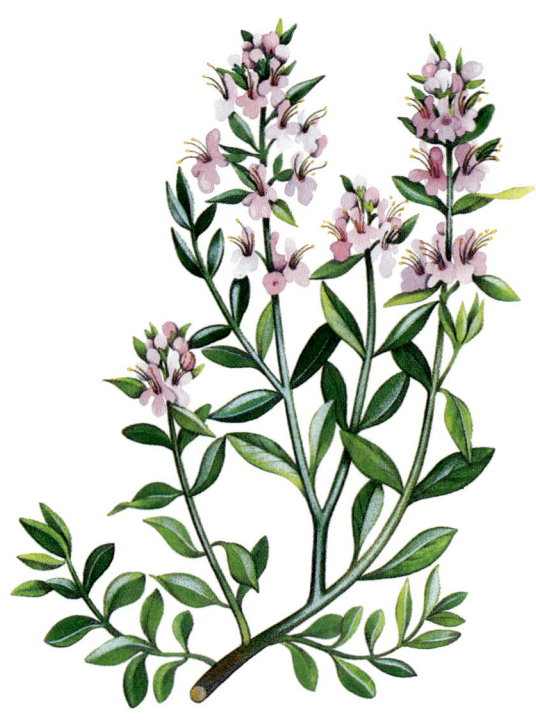

Die Heilwirkung des Thymian wird in der Kneipp-Naturapotheke vielfältig verwendet, insbesondere bei Erkältung der Atemwege.

Wirkung: stark antibakteriell, auswurffördernd. Anwendung: bei Erkältungskrankheiten und Bronchitis. Inhaltsstoffe: ätherisches Öl mit Thymol und Carcacrol. Vorkommen: heimisch im Mittelmeergebiet.

WACHOLDER

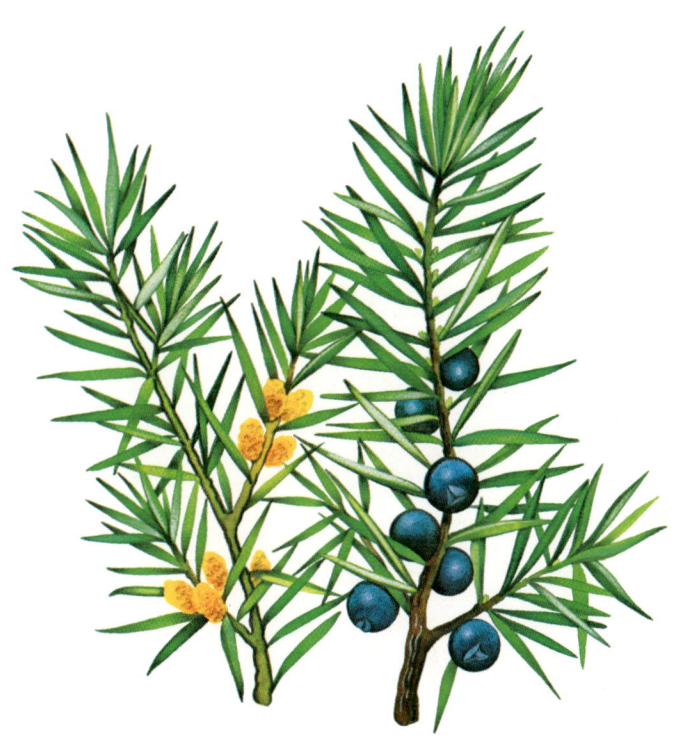

Berühmt ist die von Sebastian Kneipp angewendete Kneipp-Wacholderkur zur Magenstärkung, zur besonderen Verdauung und zur Entwässerung.

Wirkung: wassertreibend, blähungstreibend, appetitanregend.
Anwendung: bei Verdauungsbeschwerden, bei Appetitmangel.
Inhaltsstoffe: ätherisches Öl, Kohlenhydrate. Vorkommen: heimisch in Europa, wächst in Mooren und Heiden.

WEISSDORN

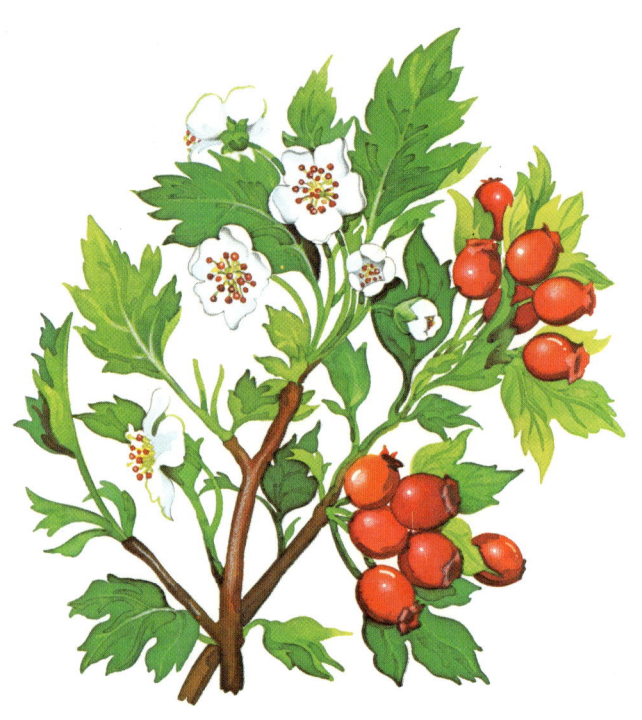

„Jede Arzneipflanze hat ihre eigene individuelle Wirkung."

KNEIPP

Wirkung: Verbesserung der Coronar- und Myocarddurchblutung.
Anwendung: bei nachlassender Leistungsfähigkeit des Herzens,
bei sog. Altersherz und funktionellen Herzbeschwerden, bei Druck
und Beklemmungsgefühl in der Herzgegend. Vorkommen: heimisch in ganz Europa.

Bewegungsübungen

Tägliche Bewegung verbessert die Lebenschancen. Die Blutversorgung der Muskeln und der übrigen Organe wird ebenso wie die Funktion der Arterien und Venen verbessert. Sowohl für die Bewegungs- wie für die Hydrotherapie gilt der Satz:
Untätigkeit schwächt, Übung kräftigt, Überlastung schadet. Es gibt zwei grundsätzlich verschiedene Formen körperlicher Arbeit: die statische und die dynamische Arbeit bzw. Bewegungsübung. Statische Übungen sind alle Kraftanstrengungen mit lange anhaltender Muskelanspannung wie Gewichtheben, Liegestütz, einen Stuhl lange Zeit mit gestrecktem Arm halten usw. Beispiele für dynamische Übungen sind alle rhythmischen Tätigkeiten wie Gehen, Laufen, Schwimmen, Radfahren und alle Übungen mit lockeren Pendel-, Schwung- und Kreiselbewegungen.
Statische Übungen kommen für unser Bewegungstraining nicht in Frage. Sie schaffen ungünstige Verhältnisse für die Muskelarbeit und die Durchblutung. Ihr Nutzen für die Gesundheit ist gering. Allein die dynamischen Übungen gewährleisten die erwünschten guten Wirkungen auf unseren Organismus. Sie steigern nicht nur direkt die Durchblutung, sondern wirken auch regulierend auf das „vegetative" Nervensystem, das die Blutzirkulation reguliert und in der heutigen Zeit so oft in Unordnung gerät. Die sogenannte „vegetative Dystonie" ist schon fast zu einer Volkskrankheit geworden, und „Kreislaufstörungen" sind heute an der Tagesordnung. Darüber hinaus wird durch eine derartige körperliche Tätigkeit der Fettspiegel im Blut und damit das Cholesterin im Blut herabgesetzt und außerdem die Thromboseneigung gemindert. Auch soll nach Untersuchungen deutscher Wissenschaftler durch Kaltwasserreize und De-

wegungsübungen im Sinne einer „positiv gekreuzten Adaptation" eine positive Auswirkung auf seelische Belastungen erreicht werden. Das heißt, daß man durch ein in diesem Buch beschriebenes körperliches Training die im heutigen Leben unvermeidlichen psychischen Belastungen besser verkraften kann. Wasserbehandlung und körperliches Training wirken regulierend auf unser stark strapaziertes Nervensystem. Das tägliche Mindestsoll an Bewegung beträgt etwa eine Stunde. Dabei ist es nicht nötig, daß man diese Stunde auf einmal absolviert. Es sind im Gegenteil mehrere kürzere Bewegungsübungen von 10 bis 15 Minuten täglich im Sinne eines Intervalltrainings günstiger. So kann man z. B. einmal den Fahrstuhl nicht benutzen und einige Treppen zu Fuß hinaufsteigen oder das Auto 500 bis 1000 Meter vor dem Arbeitsplatz abstellen und den Rest zu Fuß gehen. „Der beste Weg zur Gesundheit ist der Fußweg." Auf gutes, nicht zu enges Schuhwerk achten! Im Sommer gut ausgearbeitete Sandalen, z. B. Kneipp-Sandalen, tragen.

Schwimmen ist eine wertvolle Kombination zwischen Wasseranwendungen und Bewegungsübungen. Die Wassertemperatur sollte nicht zu kühl sein. Aber auch in wärmerem Wasser von 22 bis 25°C sollte man – wenn man nicht an regelmäßiges Schwimmen gewöhnt ist – nicht länger als 10 bis 15 Minuten bleiben. Je kühler das Wasser je kürzer die Verweildauer! Kopfsprünge und längeres Tauchen sollten wegen der nachteiligen Wirkung der damit verbundenen Preßatmung vermieden werden. Eine Wechseldusche nach dem Schwimmen mit deutlichen Temperaturdifferenzen ist ein gutes Training für die Blutgefäße. – Immer kalt aufhören!

Eine weitere gut und leicht durchzuführende Maßnahme ist das Radfahren. Wirbelsäule und Gelenke werden dabei entlastet und der Kreislauf gut trainiert. Für Autofahrer sind Klappräder zu empfehlen, die es heute in zahlreichen Ausführungen gibt. Man kann sie bequem in den Kofferraum legen, während größerer Reisen eine Pause machen und in schöner Landschaft etwas spazierenfahren. Ich kann aus eigener Erfahrung nur sagen, daß das ein ausgesprochener Genuß ist. In der Großstadt ist ein weiterer Vorteil, daß man mit dem Wagen aus der Stadt herausfahren und in frischer Luft schöne Radtouren machen kann. Als Ersatz kann auch ein Zimmerfahrrad benutzt werden, jedoch ist das Fahren im Freien vorzuziehen.

Für alle Bewegungsübungen und Sportarten gilt für Untrainierte und ältere Personen die Regel, keinen Leistungssport zu betreiben. Häufige submaximale Belastungen sind wesentlich gesünder als der Ehrgeiz zu sportlichen Leistungen. Als Faustregel kann gelten: Wenn bei einer körperlichen Anstregung die Nasenatmung nicht mehr ausreicht und die Mundatmung zu Hilfe genommen werden muß, soll man eine Pause einschalten.

Für Personen, die aus beruflichen Gründen (m. E. könnte allerdings heute fast jeder bei gutem Willen eine Stunde am Tag für seine Gesundheit abzweigen) keine Zeit haben, sind von Herz- und Kreislaufspezialisten „Minimal-Programme" aufgestellt, die bei einem täglichen Zeitaufwand von wenigen Minuten Herz und Kreislauf einigermaßen funktionsfähig halten. Diese Personen sollen durch lockere Bewegungen ein Anstrengungsmaß erreichen, das allgemeine Erwärmung, leichtes Schwitzen, Herzschlagsteigerung um mindestens 30 Schläge pro Minute und erschwerte Nasenatmung mit Übergang zu Mundatmung bewirkt. Als Faustregel für das Höchstmaß der Belastung gilt: 180 Schläge pro Minute minus Alter. In der Regel wird dieses Anstrengungsmaß schon durch eine Minute schnelles Laufen und Hüpfen auf der Stelle erreicht. Dann folgt eine Minute Pause, wobei der Herzschlag wieder fast auf den Ruhewert absinken soll. Den Wechsel von einer Minute Anstrengung und einer Minute Pause muß man in gleicher Weise zweimal wiederholen. Das Übungsprogramm dieses „Intervalltrainings" erfordert also nicht mehr als

3 × 1 Minute Anstrengung mit jeweils
3 × 1 Minute Pause, das sind
6 × 1 Minute Vorbeugung täglich = 6 Minuten.

Zimmergymnastik

(modifiziert nach Mensen)

Ein zackiger und unvermittelt einsetzender „Frühsport" zu Beginn des Tages, wenn sich Körper und Kreislauf nach längerer Ruhephase erst wieder schrittweise an Aktivität gewöhnen müssen, ist aufgrund neuer medizinischer Forschungsergebnisse nicht zu empfehlen, dagegen geben leichte Lockerungsübungen Auftrieb und Frische. Die folgenden Anweisungen bringen Beispiele für eine wohltuende Morgengymnastik, die nach Recken und Strecken bei mäßigem Aufrichten des Körpers liegend im Bett begonnen und dann an der Bettkante fortgesetzt werden können. Diese „Hockergymnastik" läßt sich auch im Laufe des Tages ohne Schwierigkeiten durchführen, beugt Ermüdungserscheinungen vor und macht frisch. Begonnen wird mit einer wenig Kraft verbrauchenden Fuß- und Beingymnastik. Die anschließenden Übungen im Nacken-, Schulter- und Armbereich, die ebenfalls nicht sehr anstrengend sind, bewirken eine Mehrdurchblutung der Herzkranzgefäße. Diese Übungen können Spaziergänge, Radfahren, Intervalltraining nicht ersetzen, sie aber wirkungsvoll ergänzen, auch wenn man täglich nur 5 bis 10 Minuten dafür verwendet.

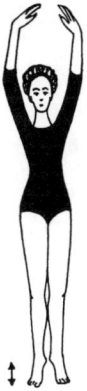

1. Zehenstandsübungen

Beine fest schließen, Knie strecken, dann federndes Fersenheben, 30 bis 40 mal pro Minute.

65

2. Kreiseln der Unter- schenkel und Füße

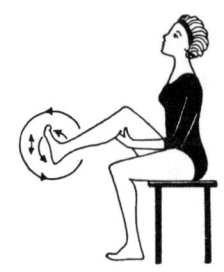

Oberschenkel mit verschränkten Händen anheben. Lockeres Kreiseln und Pendeln der Unterschenkel aus dem Kniegelenk, dann Kreiseln und Pendeln aus dem Fußgelenk.

3. Fußrollen und -kippen
(kann im Bett ausgeführt werden)

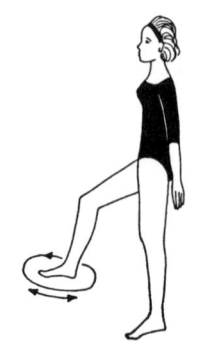

Aus dem Fußgelenk mit dem Vorderfuß möglichst große Kreise beschreiben. Lockere Bewegungen in beiden Richtungen. Zwischendurch Füße schnell beugen und strecken, dazu Greifbewegungen mit den Zehen.

4. Luftradeln
(kann im Bett ausgeführt werden)

Hände auf das Bett stützen und Oberkörper etwas anheben. Beine wie beim Radfahren bewegen. Zusätzlich durch entsprechende Drehung und Beugung der Hüften Rechts- und Linkskurven einlegen.

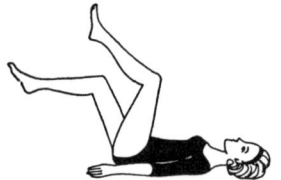

5. Marschieren im Sitzen

Schnell aufeinanderfolgendes Anziehen des rechten und dann des
linken Knies an den Oberkörper.
Zwischendurch einmal auch beide
Knie gleichzeitig anziehen. Hände
unter dem hochgezogenen Knie zu-
sammenklatschen.

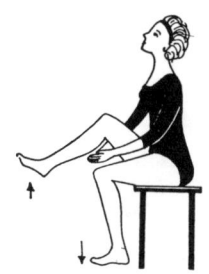

6. Fersenheben und -senken
(auf dem Stuhl oder an der Bettkante ausführen)

Zunächst eine, dann beide Fersen
im schnellen Wechsel heben und
senken. Dabei müssen die Fußspitzen am Boden bleiben. Anschließend den gesamten Fuß abwechselnd anheben, im wechselnden
Tempo „trampeln".

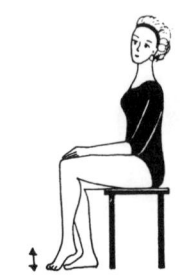

7. Knielockerungsübung
(im Stehen ausführen)

Lockeres Knieheben und -strecken,
wobei die Fußspitzen am Boden
bleiben. Tempo wechseln zwischen
langsam bis sehr schnell.

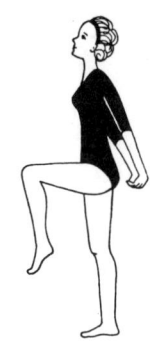

8. Kniebeugen

Kniebeugen in der üblichen Art mit Pausen, wenn die Nasenatmung nicht ausreicht. Kein übertriebener Ehrgeiz bezüglich Häufigkeit und Schnelligkeit.

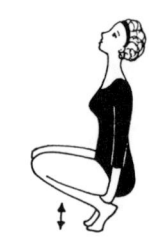

9. Boxen

Hände zu Fäusten schließen. Arme nach vorne schleudern und anziehen, wie beim Boxen. Die Bewegungen sollen locker sein. Schulter und Hüfte etwas mitbewegen.

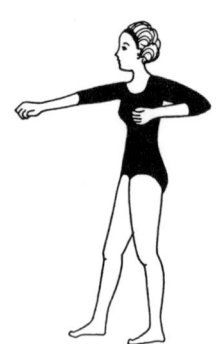

10. Lockerung der Arme

Arme mit gebeugtem Ellenbogen bis in Brusthöhe anheben. In dieser Haltung schnelles lockeres Strecken und Beugen der Unterarme. Nach etwa 30 bis 40 Sekunden Arme für eine Minute fallen lassen und die gleiche Übung eventuell ein- bis zweimal wiederholen.

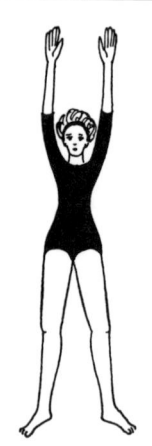

11. Weitere Übung zur Lockerung der Arme

Arme zwanglos hochhalten. Dabei lockere Bewegungen der Hände und zwischendurch Arme hin- und herdrehen. Nach etwa 30 Sekunden die Arme fallen und auspendeln lassen. Zwei- bis dreimal wiederholen.

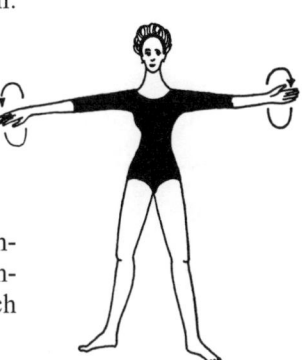

12. Armkreisen

Arme bis zur Horizontalen anheben, dann kreisen mit wechselndem Radius, abwechselnd nach vorne und rückwärts.

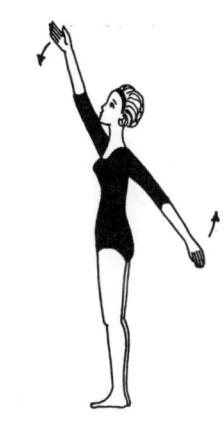

13. Armwechselkreisen

Rechten Arm gestreckt nach oben, linken Arm gestreckt nach vorne und unten, linken Arm nach hinten und oben bewegen. Tempo zwischen langsam und sehr schnell wechseln.

14. Mühlkreisen

Arme seitlich bis in Schulterhöhe
anheben. Dann überkreuzt vor den
Leib fallen lassen und wieder ge-
kreuzt über den Kopf hochführen.
Anschließend locker fallen lassen.
Fünf- bis zehnmal wiederholen.

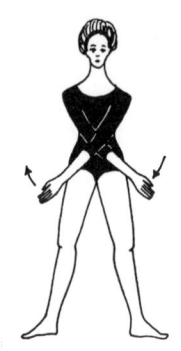

15. Ellenbogen- und
Schulterkreisen

Fingerspitzen auf das Schultergelenk legen. Kreisbewegungen mit
den Ellenbogen mit wechselndem
Radius und wechselndem Tempo.
Abwechselnd vor- und rückwärts.
Dauer etwa eine Minute. Dann
Arme fallen lassen und Schulter-
kreisen ebenfalls in zwei Richtungen. Eventuell ein- bis zweimal
wiederholen.

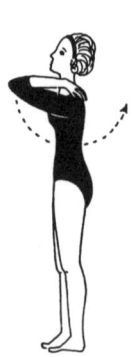

Übungen mit dem „Bali-Gerät"

Manche Menschen bevorzugen beim Üben irgendwelche Geräte. Um diesem Bedürfnis entgegenzukommen, sei das Bali-Gerät empfohlen. Es besteht (s. nebenstehende Abbildung) aus einer im stumpfen Winkel gebogenen Feder, an deren Ende zwei Griffe angebracht sind. 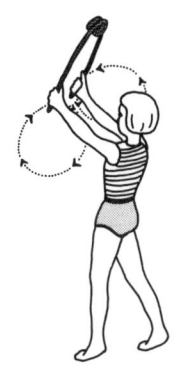 Es gibt zwei Ausführungen: grün mit 4 Kilogramm und rot mit 8 Kilogramm Federdruck. Man „baliniert" in leichter Grätschstellung. Das entspannte Gerät wird mit gestreckten Armen eben über Schulterhöhe angehoben, dann mit gestreckt bleibenden Armen in gleicher Höhe schnell zusammengedrückt, zum Körper herangezogen und in weitem Bogen ruhig wieder nach oben ausgeschwungen. Diese rhythmisch kreisenden Bewegungen haben etwas Ähnlichkeit mit Schwimmbewegungen. Auch der Federdruck entspricht in etwa dem Wasserwiderstand. Nach Untersuchungen in bekannten wissenschaftlichen Instituten sind schon wenige Minuten „balinieren" ein wirksamer Trainingsreiz für Herz und Kreislauf. Es genügt schon, regelmäßig 1 bis 2 Minuten täglich im Sekundentempo diese beschriebene Grundübung zu machen, um den Kreislauf ausreichend zu trainieren.
Gartenarbeit kann Ersatz für die sonstigen Bewegungsübungen sein. Allerdings muß man beachten, daß viele Verrichtungen im Garten einen hohen Anteil an statischer Arbeit verlangen, daher nicht so günstig und oft anstrengender als vielfach angenommen sind.

Spiel und Sport

▷ *Grundregel:* nur Ausgleich, kein Leistungssport. Golf, Tennis, Federball, Faustball, sonstige leichte Ballspiele, Paddeln, Eislauf, Reiten, Skiwandern, Schwimmen sowie vergleichbare Sportarten sind empfehlenswerte Übungen.

Dynamische Bewegungsübungen zur täglichen Anwendung (nach Mensen)

Tägliches Soll (wahlweise oder kombiniert, mindestens jedoch 4 Maßnahmen pro Woche

Eine Stunde Spaziergang
Eine halbe Stunde Bergwandern . . . .
Eine halbe Stunde Radfahren (Ebene) . . . .
15–30 Minuten Schrebergartenarbeit (siehe Text) . . . .
Eine Stunde intensive Hausarbeit (siehe Text) . . . .
6 Minuten „Intervalltraining" (siehe Text) . . . .
(eventuell „Bali") . . . .

Wünschenswert (wahlweise oder kombiniert)

Täglich 5–10 Minuten Hauttrockenbürsten* . . . .
Täglich 5–10 Minuten „Zimmergymnastik" (siehe Text)* . . . .
Umhergehen mit Fußgymnastiksandalen* . . . .
Zweimal wöchentlich 10–20 Minuten Schwimmen . . . .

Kann (wahlweise, ein- bis zweimal wöchentlich)

Mehrstündiges Wandern („Goldener Schuh", mit Pausen,
„Terrainkuren", „Parke und wandere!") . . . .
Mehrstündige Radtouren (Ebene) mit Pausen . . . .
Kegeln . . . .
Golf . . . .
Faustball . . . .
Tennis, Federball, Pingpong . . . .
Basketball . . . .
Eislauf . . . .
Paddelsport . . . .
Jagen und Reiten (vgl. Text) . . . .
Rudersport . . . .
Alpines Bergsteigen . . . .
Skilanglauf und -abfahrten . . . .
Fuß- und Handball, Hockey . . . .
Reiten . . . .

* Für Personen mit Angina pectoris, Herzinfarkt im Nebenstadium und/oder
arteriellen Beindurchblutungsstörungen verbindlich!

Trainierte	Untrainierte	Trainierte	Untrainierte	Trainierte	Untrainierte
20–40 Jahre		40–60 Jahre		über 60 Jahre	
+	+	+	+	+	+
+	+	+	+	+	+
+	+	+	+	+	+
+	+	+	+	+	+
+	+	+	+	+	+
+	+	+	+	+	+
+	+	+	+	+	+
+	+	+	+	+	+
+	+	+	+	+	+
+	+	+	+	+	+
+	+	+	+	+	(+)
+	+	+	+	+	(+)
+	+	+	+	+	(+)
+	+	+	+	+	(+)
+	+	+	+	+	(+)
+	+	+	(+)	(+)	−
+	+	+	(+)	(+)	−
+	+	+	(+)	(+)	−
+	+	+	(+)	(+)	−
+	+	(+)	(+)	(+)	−
+	+	(+)	−	(+)	−
+	+	(+)	−	(+)	−
+	+	(+)	−	(+)	−
+	(+)	−	−	−	−
+	+	(+)	−	−	−

+ = empfehlenswert, (+) = nur mit Einschränkungen empfehlenswert (im Zweifelsfall den Hausarzt fragen!), − = nicht empfehlenswert.

Angeln, Schach, Minigolf, Kegeln usw. sind weniger zweckmäßig. Alle Sportarten sollten nicht nur gelegentlich, sondern möglichst ein- bis zweimal in der Woche betrieben werden, wenn sie einen nachhaltigen Eindruck auf den Organismus ausüben sollen. Wanderungen in Naturparks oder sonstiger schöner Landschaft gehören ebenfalls dazu und sind – mit eingeschalteten Pausen, keine Dauerleistung! – sehr zu empfehlen. Jeglicher Leistungssport und Nervenkitzel sollte sowohl vom Aktiven wie vom Zuschauer gemieden werden. Allzu große Passion beim Reiten und Jagen kann gefährlich sein. Gartenarbeit kommt ebenfalls in Frage. Aber gerade hier soll man sich vor Überanstrengung hüten! Wenn man länger im Garten arbeitet, sollte man alle 15 bis 20 Minuten eine Pause einlegen.

Massagen sind eine passive Maßnahme und können nützlich sein, um verspannte Muskeln zu lockern, sind aber keineswegs ein Ersatz für körperliche Bewegung.

ZITATE VON SEBASTIAN KNEIPP

„Zu Wasseranwendungen gehört auch die Bewegung; beide greifen ineinander."

„Wir verordnen strenge, daß der Angekleidete nach jeder Wasseranwendung sich Bewegung mache (geschehe es durch Arbeit oder Spazierengehen), welche so lange dauere, bis alle Teile des Körpers vollkommen trocken und normal warm sind."

„Zu Fuß will heute niemand mehr gehen und doch hat das Gehen im Freien einen sehr großen Einfluß auf unsere Gesundheit, Körperentwicklung und Haltung."

Ernährung im Sinne einer „Kneipp-Kost"

Die Ernährung spielt gerade in der heutigen Zeit eine große Rolle. Es ist allgemein bekannt, daß falsche und übermäßige Ernährung – als deren häufige Folge Übergewicht – ein wichtiger Krankheitsfaktor ist. Der Anteil der Sterbefälle durch Krankheiten, die durch Fehlernährung beeinflußt werden, wie Arteriosklerose, Herzinfarkt, Schlaganfall, sonstige Durchblutungsstörungen, Lebererkrankungen usw. steigt in erschreckendem Maße an. So stehen die Sterbefälle an Herz- und Kreislaufkrankheiten in den zivilisierten Ländern mit über 50% an der Spitze der Sterblichkeitsstatistik. Falsche Ernährung ist ein wesentlicher Risikofaktor für den Herzinfarkt – und auch für den Schlaganfall.

Die Ernährung nach den Richtlinien der Kneipptherapie ist nicht einseitig, nicht fanatisch, sondern breitbasig aufgebaut und entspricht den biologischen Bedürfnissen des Körpers. Sie deckt sich weitgehend mit den Erkenntnissen der modernen Ernährungswissenschaft.

GRUNDSÄTZE DER ERNÄHRUNG NACH KNEIPP

1. Die Nahrungsmenge muß dem tatsächlichen Bedarf angepaßt werden. Jede Überernährung muß vermieden werden. Bei sitzender oder leichter körperlicher Arbeit werden durchschnittlich nicht mehr als 2200 bis 2500 Kalorien pro Tag benötigt.

2. Bei vorhandenem Übergewicht ist allmählich das Sollgewicht wiederherzustellen. Dazu muß die Kalorienzahl

auf etwa 1500 reduziert werden. Einleitend kommen evtl. auch Fastenkuren in Frage.

3. Die tägliche Gesamtfettmenge ist bei sitzender Beschäftigung bzw. leichter Arbeit auf 80 Gramm zu beschränken. Ein Teil davon soll in Form mehrfach ungesättigter Fettsäuren (Maisöl, Sonnenblumenöl, Weizenkeimöl usw.) genossen werden. Zum Zubereiten von Speisen sollten in erster Linie diese Öle verwendet werden. Als Brotaufstrich kann man Butter benutzen. Auf verborgene Fette achten! (Siehe Tabelle S. 77 ff.)

4. Zucker, auch Traubenzucker oder Honig, Süßigkeiten, stark gezuckerte Nahrungsmittel müssen eingeschränkt werden. Tägliche Zuckermenge möglichst nicht über 50,0 Gramm.

5. Magere Eiweißträger wie Magermilch, Molke, Magerquark, magerer Käse, Sojamehl, mageres Fleisch, fettarme Fische, Krabben, Muscheln usw. sind zu empfehlen.

6. Fruchtsäfte, Gemüsesäfte, Obst und Gemüsesalate sind täglich in größeren Mengen zu geben. Ebenso ist Rohkost aller Art zweckmäßig. Nur bei Neigung zu Blähungen sind Säfte, verträgliches Obst und leichte Salate vorzuziehen.

7. Vollkornbrote und sonstige Vollkornerzeugnisse, Müsli usw. sind an Stelle von Weißbrot und Feinmehlen vermehrt in den Speiseplan aufzunehmen.

8. Mit Kochsalz soll man sparsam umgehen. Empfehlenswert sind Gewürze wie Petersilie, Estragon, Anis, Majoran, Muskat, Salbei, Knoblauch, Lorbeerblätter, Paprika, Zwiebel, etwas Pfeffer, Kapern und viele andere.

9. Koffeinfreier Kaffee ist zu bevorzugen, jedoch kann man auch normalen Bohnenkaffee in mäßigen Mengen trinken, ebenso schwarzen Tee, obwohl Pfefferminz-, Kamillen-, Kräutertee, Matetee zu bevorzugen sind. Alkohol kann in mäßigen Mengen genossen werden. Rauchen sollte man möglichst ganz unterlassen.

10. Eine wertvolle Ergänzung – besonders in den Wintermonaten – sind die Pflanzensäfte mit ihrem hohen

Gehalt an natürlichen Vitaminen, Mineralien und sonstigen wichtigen Nährelementen.

11. Ein großer Teil der Nahrung sollte aus Frischkost aller Art bestehen. Tiefgekühlte Nahrungsmittel sind den Konserven vorzuziehen. Konservennahrung möglichst weitgehend einschränken.

Zur Orientierung sei zunächst der Kalorien- bzw. Joulegehalt der Nahrungsmittelgrundstoffe angegeben:

1 Gramm Fett . . . . enthält 9,3 Kalorien – 38 Joule
1 Gramm Alkohol . . . . . . enthält 7,0 Kalorien – 28 Joule!!
1 Gramm Zucker . . . . enthält 4,1 Kalorien – 17 Joule
1 Gramm Stärke . . . . enthält 4,1 Kalorien – 17 Joule
1 Gramm Eiweiß . . . . enthält 4,1 Kalorien – 17 Joule

Die folgende Tabelle gibt eine Übersicht über den Joule- bzw. Kaloriengehalt gebräuchlicher Nahrungsmittel.

Kalorien-Tabelle

In 100 g der Lebensmittel sind an Joule bzw. Kalorien enthalten:

Brote:	Joule	Kal
Brötchen, Semmel	1102	269
Grahambrot	930	227
Knäckebrot	1430	349
Pumpernickel	1008	246
Roggenbrot	1025	250
Roggenvollkornbrot	1029	251
Toastbrot	1107	270
Weißbrot	996	243
Weizenvollkornbrot	984	240

Mehle/Getreide:	Joule	Kal
Kartoffelstärkemehl	1476	360
Maismehl	1508	368
Reis, poliert	1484	362
Reis, unpoliert (Vollreis)	1476	360
Roggenmehl Typ 1150	1377	336
Sojamehl	1422	347
Weizenmehl Typ 1050	1488	363

Nährmittel/Teigwaren:	Joule	Kal
Eierteigwaren	1541	376
Gerstengraupen	1553	379
Haferflocken	1607	392
Mondamin	1480	361
Weizengrieß	1484	362
Nudeln	1512	369

Milch/Milcherzeugnisse:	Joule	Kal
Buttermilch	143	35
Joghurt aus Vollmilch	291	71
Joghurt aus Trinkmilch, 3,3% Fett . .	262	64
Kondensmilch 8% Fett	672	164
Kuhmilch 3,3% Fett	262	64
Vollmilch	278–303	68–74
Magermilch	251	37
Magermilchpulver	1484	362
Vollmilchpulver	2058	502
Sahne mit 10% Fett	508	124

Käse:	Joule	Kal
Camembert 45% Fett i.T.	1574	384
Schweizerkäse 45% Fett i.T.	1574	384
Schnittkäse 20% Fett i.T.	1078	263
Speisequark 0,8% Fett i.T.	401	98
1 Ei im Durchschnitt	356	87

Fette und Öle:	Joule	Kal
Butter	3075	750
Kokosfett	3353	818

Fette und Öle:	Joule	Kal
Maisöl (Maiskeimöl)	3620	883
Margarine	3066	748
Olivenöl	3620	883
Schweineschmalz	3694	901
Speiseöl	3792	925

Fleisch:	Joule	Kal
Leber	578	141
Hammelfleisch	586–1537	143–375
Kalbfleisch	492–738	120–180
Kalbszunge	533	130
Rindfleisch-Filet	500	122
Rindfleisch-Lende	996	243
Schweinefleisch-Filet	688	168
Schweinefleisch-Kamm	1439	351
Schinken	708–1808	173–441
Speck (durchwachsen)	2561	625

Geflügel:	Joule	Kal
Ente	1336	326
Gans	1451	354
Huhn	565	138
Truthahn (Puter)	893	218

Wild:	Joule	Kal
Hase	422	103
Rehfleisch, Keule	508	124
Rehfleisch, Rücken	508	124

Wurstwaren:	Joule	Kal
Cervelatwurst	2148	524
Leberwurst	1845	450
Mettwurst	1959	478
Frankfurter Würstchen	951	232

Fische:	Joule	Kal
Flußaal	1168	285
Forelle	414	101

Fische:	Joule	Kal
Heilbutt	516	126
Hering	996	243
Kabeljau (Dorsch)	319	78
Karpfen	594	145
Lachs	852	208
Makrele	783	191
Rotbarsch	442	108
Schellfisch	323	79
Seezunge	323	79
Thunfisch	984	240
Ölsardinen	1275	311

Gemüse:	Joule	Kal
Blumenkohl	110	27
Champignons	90	22
Endiviensalat	82	20
Erbsen, frisch, grün	344	84
Erbsen, grün, in Dosen	274	67
Feldsalat (Rapunzel)	73	18
Rotkohl	106	26
Gurken	53	13
Karotten	164	40
Kartoffel ohne Schale	348	85
Kartoffel	311	76
Kopfsalat	57	14
Paprikaschoten	98	24
Petersilie	180	44
Rhabarber	65	16
Rosenkohl	192	47
Sauerkraut	73	18
grüne Bohnen	131	32
Spargel	86	21
Spinat	106	26
Tomaten	90	22
Weißkohl	102	25
Zwiebeln, frisch	155	38

Obst:	Joule	Kal
Äpfel	237	58
Apfelsaft, frisch	197	47
Bananen	348	85

Obst:	Joule	Kal
Birnen	250	61
Brombeeren	237	58
Erdbeeren	151	37
Himbeeren	233	57
Johannisbeeren	205	50
Kirschen	246	60
Pfirsiche	188	46
Pflaumen	205	50
Stachelbeeren, reif	159	39

Nüsse:	Joule	Kal
Erdnüsse, geröstet	2386	582
Haselnüsse	2570	627
Kastanien	873	213
Kokosnüsse, frisch	1439	351
Mandeln, süß	2451	598
Paranüsse	2599	634
Walnüsse	2669	651
Zucker	1681	410
Blütenhonig	1369	334

Alkohol:	Joule	Kal
Bier	192–233	47–57
Weißwein	270	66
Rotwein	266	65
Sekt	328–381	80–93
Schnaps, 38%	1090	266
Schnaps, 32%	758	185
Weinbrand, 48%	1500	366
Kirschwasser, 48%	1500	366

In der nachfolgenden Tabelle ist der Gehalt gebräuchlicher Nahrungsfette an gesättigten, ungesättigten und mehrfach-ungesättigten Fettsäuren angeführt. Letztere sind für die tägliche Ernährung wichtig.

Gehalte der gebräuchlichsten Nahrungsfette an gesättigten, ungesättigten und mehrfach-ungesättigten Fettsäuren (auf den Gehalt an Gesamtfettsäuren bezogene Durchschnittswerte). nach Anemüller

■ = mehrfach-ungesättigte Fettsäuren

▨ = ungesättigte Fettsäuren

■ = gesättigte Fettsäuren

Milchfett, Butter

Schweinefett

Rindertalg

Kokosfett

Margarine (durchschnittliche Qualität)

Diätmargarine (Typ Vitaquell extra oder Eden-spezial)

Diätspeisefett (Typ Vitagen)

Olivenöl

Sonnenblumenöl

Maiskeimöl

Sojaöl

Leinöl

Da die Beurteilung des verborgenen Fettes in den Nahrungsmitteln erfahrungsgemäß große Schwierigkeiten bereitet, sei auch darüber eine Tabelle gezeigt.

Reich an unsichtbarem Fett sind je 100 Gramm

fettes Schweinefleisch . .	37 g	Hühnereigelb	32 g
roher Schinken	29 g	Schlagsahne	30 g
Mettwurst	45 g	Vollmilchschokolade . . .	3 g
Salami	47 g	Kakaopulver	25 g
Cervelatwurst	41 g	Haselnüsse ohne Schale .	62 g
Heringsfilet	19 g	Mandeln ohne Schale . .	54 g
Aal	20 g	Walnüsse ohne Schale . .	60 g
		Erdnüsse geröstet	47 g

Kalorientabelle nach Maßeinheiten

Süßwaren		Joule	Kal
1 Tl. Zucker	(5 g)	82	20
100 g Zucker		1640	400
1 Stück Bonbon i. D.	(10 g)	160	39
1 Riegel Vollmilchschokolade i. D. . . .	(20 g)	463	113
1 Stück Praline i. D.	(20 g)	313	91
50 g Orangeat		713	174
50 g Zitronat		656	160

Öle, Fette, Eier		Joule	Kal
Butter	(10 g)	319	78
Butter (Hotelpackung)	(25 g)	795	194
Margarine	(10 g)	311	76
1 Tl. Mayonnaise, 80 % Fett	(10 g)	311	76
1 Tl. Mayonnaise, 50 % Fett	(10 g)	209	51
1 El. Öl	(10 g)	381	93
1 Tl. Öl	(5 g)	188	46
1 Stück Hühnerei	(55–60 g)	344	84
1 Hühnereigelb		282	69
1 Hühnereiweiß		61	15

Milch und Milcherzeugnisse

		Joule	Kal
1 Glas Buttermilch	(150 ml)	221	54
1 Glas Vollmilch	(150 ml)	406	99
1 Glas Magermilch	(150 ml)	217	53
1 Becher Joghurt aus Trinkmilch	(175 ml)	533	130
1 Becher Joghurt aus Magermilch	(175 ml)	307	75
1 Tl. Kondensmilch, 7,5% Fett i.Tr.	(5 ml)	28	7
1 Tl. Kondensmilch, 10% Fett i.Tr.	(5 ml)	37	9
1 El. Schlagsahne	(20 g)	246	60
1 Scheibe Schnittkäse, 45% Fett i.Tr.	(30 g)	459	112
1 Scheibe Schnittkäse, 30% Fett i.Tr.	(30 g)	344	84
½ Stück Camembert, 45% Fett i.Tr.	(62 g)	762	186
½ Stück Camembert, 30% Fett i.Tr.	(62 g)	508	124
1 Ecke Schmelzkäse, 20% Fett i.Tr.	(30 g)	258	63
1 Portion Magerkäse, unter 10% Fett i.Tr. (Limburger usw.)	30 g)	237	58
1 Becher Speisequark, mager	(250 g)	902	220
1 Becher Sahnequark, 40% Fett i.Tr.	(250 g)	1701	415
1 Becher Hüttenkäse	(200 g)	877	214
1 Portion Eiscreme i. D.	(150 g)	1262	308

i.Tr. = im Trockengewicht

Getreideerzeugnisse

		Joule	Kal
1 El. Reis, roh	(20 g)	299	73
1 geh. El. Haferflocken	(5 g)	82	20
1 Tasse Corn-Flakes	(20 g)	319	78
1 Portion Nudeln (Rohgewicht)	(50 g)	799	195
1 El. Mehl	(20 g)	303	74
100 g Mehl		1517	370
1 El. Kartoffelmehl	(20 g)	295	72
1 El. Mondamin	(20 g)	299	73
1 El. Puddingpulver	(20 g)	299	73
1 Scheibe Vollkornbrot, kleine Scheibe	(25 g)	246	60
1 Scheibe Grahambrot, kleine Scheibe	(25 g)	246	60
1 Scheibe Mischbrot	(50 g)	516	126
1 Scheibe Toastbrot	(25 g)	274	67
1 Scheibe Knäckebrot	(10 g)	155	38
1 Stück Brötchen	(40 g)	455	111
1 Stück Zwieback	(15 g)	246	60
1 El. Paniermehl	(10 g)	143	35
1 Stück Hefe, frisch gepreßt	(50 g)	209	51

1 Eßlöffel Milch oder Wasser	15 g
1 Kinderlöffel Milch oder Wasser	12 g
1 Tee- oder Kaffeelöffel Milch oder Wasser	5 g
1 Eßlöffel Mehl gehäuft	20 g
1 Eßlöffel Mehl gestrichen	15 g
1 Eßlöffel Vollsoja gehäuft	20 g
1 Eßlöffel Vollsoja gestrichen	15 g
1 Eßlöffel Zucker gestrichen	20 g
1 Eßlöffel Milchzucker gestrichen	8 g
1 Eßlöffel Malzextrakt	40 g
1 Kinderlöffel Mehl gestrichen	10 g
1 Kinderlöffel Mehl gehäuft	15 g
1 Kinderlöffel Zucker gestrichen	15 g
1 Teelöffel (Kaffeelöffel) Mehl gehäuft	9 g
1 Teelöffel (Kaffeelöffel) Mehl gestrichen	5 g
1 Teelöffel Zucker gestrichen	6 g
1 Würfel Zucker	6 g
1 Messerspitze Kochsalz	2 g
1 Prise Kochsalz	½ g
Inhalt eines Suppentellers i. D.	250 g
Inhalt einer Tasse i. D.	200 g
Inhalt eines Weinglases i. D.	90 g
Inhalt eines Wasserglases i. D.	100 g

Arm an Fett sind je 100 Gramm

Herz	5 g	Forelle	1 g
Rindsleber	3 g	Krabben	1 g
Kalbslunge	2 g	Buttermilch	1 g
Corned beef	6 g	Joghurt aus Trinkmilch	4 g
Hase	2 g	Trinkmilch	4 g
Reh	3 g	Speisequark-Magerstufe	1 g
Brathuhn	4 g	Reis, Gries, Mehl	1 g
Seelachsfilet	1 g	Linsen, gelbe Erbsen	1 g

Gemüse und Obst enthalten nur Spuren von Fett.

Die Angaben des Fettgehaltes der verschiedenen Käsesorten erfolgt in ...% Fett i.Tr. Damit ist die Fettmenge in der Trockenmasse des betreffenden Käses gemeint. Die Trockenmasse ist aber immer nur ein Teil des Gesamt-

gewichtes. Deshalb sei in der folgenden Tabelle der Fettgehalt der Käsesorten – wieder auf 100 g berechnet – angegeben.

Magerkäse	unter 10% Fett i.Tr. in 100 g =	3 g
Schmelzkäse	45% Fett i.Tr. in 100 g =	24 g
Camembert	45% Fett i.Tr. in 100 g =	23 g
Edamer Käse	40% Fett i.Tr. in 100 g =	22 g
Hartkäse	30% Fett i.Tr. in 100 g =	16 g
Doppelrahmkäse	60% Fett i.Tr. in 100 g =	31 g

Fastenkuren aller Art sind im allgemeinen nützlich. Wichtiger erscheint aber für die Erhaltung der Gesundheit die
Änderung der Eßgewohnheiten im Alltag nach den hier
angegebenen Grundsätzen, damit dem Körper eine optimale Nahrung in optimaler Weise zugeführt wird.
Es konnten hier nur die Grundsätze einer naturgemäßen
Ernährung aufgezeigt werden. Sie dienen als Richtlinien für
den täglichen Gebrauch. Wenn auch die Einhaltung, z. B.
bei besonderen Festen, nicht möglich ist, so sollten diese
Tage doch Ausnahmen sein. Genaue Ernährungsanweisun-
gen mit zahlreichen praktischen Beispielen finden sich in
zahlreichen auf dem Markt befindlichen Diätbüchern.
Empfehlenswert ist das Buch von Dr. H. Anemüller: Gesundheit durch sinnvolle Ernährung (Paracelsus Verlag,
Stuttgart).
Von einseitigen Kostformen wie „Punkte-Diät" und anderen zeitweilig in Mode befindlichen und zum Teil mit Fanatismus verteidigten ganz speziellen Diätschemata muß –
besonders bei längerem Gebrauch – abgeraten werden. Die
natürliche, den biologischen Bedürfnissen des Körpers entsprechende Kost muß breitbasig aufgebaut werden.
Bei bestimmten Krankheiten muß die eben aufgezeigte
„Kneipp-Kost" etwas variiert werden. Auf evtl. notwendige
Änderungen wird im speziellen Teil hingewiesen.

Ordnungstherapie

Eingangs wurde schon darauf hingewiesen, daß der Mensch mit seinem Rhythmus in die kosmische Rhythmik eingegliedert ist. Ein bekannter deutscher Wissenschaftler sagte vor einigen Jahren sehr treffend: „Gesundheit ist an aktive Leistung und Ordnungsfähigkeit in Ruhe gebunden." Ein Muskel, der nicht trainiert wird, leistet auch nichts. Genauso ist es mit allen Organen unseres Körpers. Deswegen ist ein körperliches Training zur Erhaltung der Gesundheit und Leistungsfähigkeit unseres Organismus unbedingt notwendig. Gesundheit ist zu einer freiwilligen Aufgabe geworden. Wir müssen daher einen Teil der vermehrten Freizeit, die uns die Technik beschert hat, dazu benutzen, als Gegengewicht gegen die mangelnden natürlichen Trainingsreize und die vielen unnatürlichen Belastungen, die uns das heutige Leben besonders in der Großstadt auferlegt, unseren Körper und auch unseren Geist durch ein natürliches, biologisches Training funktionsfähig zu erhalten. Sonst kommt es über kurz oder lang dazu, daß wir unter den Errungenschaften der Zivilisation mehr leiden als uns an ihnen zu erfreuen.

In diesem Buch werden Richtlinien für die Erhaltung der Körperfunktionen und damit für die Erhaltung der Gesundheit und vermehrter Lebensfreude in Zeiten der Hochzivilisation gegeben. Über die Art und Weise einer aktiven Bewegungstherapie wurde bereits gesprochen. Der Mensch besteht aber bekanntlich aus Leib und Seele als einer Einheit. Ein rein körperliches Training allein kann also nicht genügen. Es müssen auch Ordnungsprinzipien im nervösen, seelischen, psychischen Bereich berücksichtigt werden. Dazu seien hier einige kurze Ausführungen gemacht.

Die Körperfunktionen werden zentral vom Gehirn, in

erster Linie dem sogenannten Zwischenhirn, einem entwicklungsgeschichtlich alten Gehirnteil, reguliert. Diese Schaltstelle hat die Aufgabe, die dem jeweiligen Anlaß und Zweck geeignete Funktionslage sowohl körperlich wie seelisch herzustellen. Am Tage muß der Mensch normalerweise arbeiten. Es muß daher eine auf Arbeit gerichtete Funktionslage mit guter Durchblutung der Muskulatur und Organe und auch mit vermehrter Tätigkeit und Aufmerksamkeit des Gehirns hergestellt werden. Diese Arbeitsphase nennt man ergotrope Phase mit Leistungshöhepunkten am Vormittag und etwas weniger ausgeprägt am Nachmittag. Gegen Abend beginnt die Erholungsphase (trophotope Phase) mit weniger Energieverbrauch, Sinken des Blutdruckes und der Pulsfrequenz, mit Abnahme der Hirntätigkeit im Schlaf, in der der Mensch durch Ruhe neue Kräfte sammelt und die notwendigen Voraussetzungen für den folgenden Arbeitstag schafft. Diese Ruhe gilt aber nicht nur für den körperlichen (somatischen) Bereich, sondern auch für den seelischen. Deswegen soll man sich gegen Abend und besonders zur Vorbereitung auf den nächtlichen Schlaf entspannen. Muße ist ein häufig gebrauchtes, aber selten angewandtes Wort. Das autogene Training ist eine moderne Methode, eine Entspannung herbeizuführen. Eine Umkehrung dieses Rhythmus, daß man z.B. die Nacht zum Tage macht, wirkt sich ungünstig auf den Allgemeinzustand des Menschen aus.

Ein wesentlicher Teil der Störfaktoren für unsere Regulationsorgane und unsere biologische Rhythmik gehen zweifellos von unserer Lebensweise aus. Man muß daher sozusagen als Voraussetzung für die Erhaltung der Gesundheit in der Hochzivilisation und für eine wirksame Bekämpfung der aktuellen, zivilisationsbedingten Krankheiten wie Arteriosklerose, Herzinfarkt, nervöse Störungen, Schlaganfall usw. eine „Lebensordnung" – wie Kneipp es bezeichnete – erarbeiten. Dazu muß man zunächst einen Standpunkt beziehen, von dem man Wertmaßstäbe für sein Leben setzt und von dem aus man unterscheidet, was für das eigene Leben wichtig ist oder nicht. Dieser Standpunkt kann sehr verschieden sein, besonders bei den aufgeklärten Menschen in der Hochzivilisation. Die verschiedenen Religionen und Weltanschauungen seien in diesem Zusammenhang genannt. Früher wurden diese Fragen durch gläubige Hingabe an eine Religion gelöst und waren kein Problem. Mit zunehmender Bildung, Freiheit und Mündigkeit, von der heute so viel geredet wird, ist das aber erheblich schwieriger und erfordert wesentlich mehr Arbeit an sich selbst. Heutzutage werden diese Dinge oft ausgeklammert, und materieller Gewinn, Leistung, Betriebsamkeit usw. stehen im Vordergrund. Für die innere Zufriedenheit, die für die Gesundheit eine große Rolle spielt, ist jedoch eine Einstellung zu den Grundfragen des Lebens notwendig. Heutzutage werden sogenannte existentielle Fragen, wie z. B. der Tod, Leben nach dem Tod usw. zurückgedrängt. Viele meinen, mit Betriebsamkeit, Flucht in die Arbeit, Vergnügen usw. diese Gefahren überspielen zu können. Die zunehmenden psychischen Fehlhaltungen, Erkrankungen, wie Suchtkrankheit, sind ein Zeichen dafür, daß man diese Dinge nicht ausklammern kann.

Dazu muß man wissen und beachten, daß der einmal erarbeitete Standpunkt wahrscheinlich nicht das ganze Leben lang gleich bleiben kann, da man erstens sich selbst und zweitens auch die Umwelt sich ändert. Man muß daher von Zeit zu Zeit auf seiner Lebensreise eine „Standpunktortung" vornehmen, seinen Kompaß hervorziehen und die Richtung peilen, damit man sich nicht in dem endlosen Gestrüpp des Alltags völlig verliert. Oft wird dabei eine „Kurskorrektur" notwendig sein. Man muß die Änderung seiner Umwelt und seine eigene Änderung im Laufe der Jahre in eine Relation bringen, um nicht einer Isolation, Verständnislosigkeit, Jammer über die derzeitigen schlechten und traurigen Erinnerungen an die guten alten Zeiten – deren Güte meist auch fragwürdig war – anheimzufallen. Eine derartige Lebenseinstellung hat medizinisch den großen Vorteil, daß man nicht jeden Alltagsärger zum Problem macht und dadurch einem ständigen Streß ausgesetzt ist, daß man Wichtiges von Unwichtigem unterscheiden lernt, daß man die uns überflutenden Informationen und Ärgernisse selektiert und sich so gewissermaßen einen psychischen Filter einbaut. Dadurch werden erstens Störungen der Funktionssysteme unseres Körpers gemildert und zweitens erhöhte Lebensfreude durch Entspannung und Aufnahmebereitschaft ermöglicht.

ZITATE VON SEBASTIAN KNEIPP

„Wenn die Menschen nur halb soviel Sorgfalt darauf verwenden würden, gesund zu bleiben und verständig zu leben, wie sie heute darauf verwenden, um krank zu werden, die Hälfte ihrer Krankheiten bliebe ihnen erspart."

„Kaum irgendein Umstand kann schädlicher auf die Gesundheit wirken als die Lebensweise unserer Tage: ein fieberhaftes Hasten und Drängen aller im Kampfe um Erwerb und sichere Existenz." (Das wurde im 19. Jahrhundert geschrieben, „in der guten alten Zeit" – wie sieht es heute aus?)

Kneipp-
Wochenend-
Kuren

Grundsätzliches zu den Vorschlägen für individuelle Wochenendkuren!

Die hier gemachten Vorschläge können nur ein Rahmenprogramm sein, das je nach Alter, Gesundheitszustand, Witterung und häuslichen Möglichkeiten variiert werden muß. Wichtiger Hinweis: Keine Hetze, lieber eine Maßnahme ausfallen lassen, als zuviel unternehmen. Rhythmischer Wechsel zwischen Aktivität und Ruhe ist von großer Bedeutung.

Wochenendkuren im Alter

Die Anpassungsfähigkeit und die Regulationsfähigkeit des alten Menschen sind herabgesetzt. Deswegen muß die Kneipp-Therapie vorsichtiger gehandhabt werden als im jüngeren oder mittleren Lebensalter. Insbesondere soll man nicht mit zu großen und zu vielen Anwendungn beginnen. Der Satz „Übung stärkt, aber Überlastung schadet" muß besonders beachtet werden.

Die Wochenendkuren sollten daher im Alter mit der nötigen Ruhe mit „halber Kraft" durchgeführt werden. Zu viel Ehrgeiz bei sportlichen Übungen, um zu beweisen, daß man noch nicht zum alten Eisen gehört, stiftet mehr Schaden als Nutzen. Häufige kleine Übungen mit den nötigen Ruhepausen entsprechen dagegen den biologischen Bedürfnissen des Körpers und erhalten die Gesundheit.

Faustregel: Wenn die Nasenatmung bei einer Übung nicht mehr ausreicht, soll man eine kleine Pause einlegen. Oder: Obere Grenze der Pulsbeschleunigung ist 180/Minute minus Alter. Ein 70jähriger sollte z. B. Pulsbeschleunigung über 100/Minute vermeiden oder nur ganz kurz durchhalten.

Die in der Grundkost angegebene Ernährung ist auch im

Alter empfehlenswert. Wenn Rohkost nicht mehr gut vertragen wird, sollte man Obst-, Pflanzen-, Gemüsesäfte und gedünstete, gut verträgliche Gemüsesorten bevorzugen.

Im Alter hat man genügend Zeit, auch in der Woche etwas für seine Gesundheit zu tun. Man kann daher die hier gemachten Vorschläge für das Wochenende nach Belieben auf die ganze Woche verteilen. Diese Lebensweise bietet nicht nur die Chance, länger zu leben, sondern durch die Gesunderhaltung des Organismus auch bis ins hohe Alter hinein noch an den Freuden des Lebens teilzunehmen und das Leben zu genießen.

Freunde von Pflanzensaftkuren
Sanddorn-Pflanzensaft, zum Frühstück einen Eßlöffel entweder unverdünnt oder zusammen mit Joghurt oder Dickmilch.

Weißdorn-Pflanzensaft, 3mal täglich einen Eßlöffel zur Stütze für das Herz (die Woche über fortsetzen). Den Saft entweder unverdünnt nehmen oder nach Gebrauchsanweisung mischen. In der folgenden Woche 3mal täglich 1 Rosmarin-Pflanzensaft für den Kreislauf.

Weißdorn-Pflanzensaft unterstützt die Herztätigkeit, Rosmarin-Pflanzensaft unterstützt den Kreislauf.

Wochenendkur für Herz und Kreislauf

Freitag abend:
Abendmahlzeit zwischen 18.00 und 19.00 Uhr, bestehend aus leichter Kost, z. B. Reisauflauf mit Äpfeln und Rosinen (50 g Vollreis, 125 ccm Vollmilch, 10 g Magermilchpulver-Instant, 1 Ei, 20 g Zucker, 10 g Rosinen, 50 g Äpfel, Zitronensaft), 1 Scheibe Kneipp-Vollkornbrot (30 g), 5 g Butter, 20 g Lachsschinken, 1–2 Tassen Kneipp-Herz- und Kreislauf-Tee. Gesamtkalorienzahl etwa 616.

Gegen 20.30 Uhr Wassertreten (Dauer 20–40 Sekunden); anschließend Spaziergang 15–30 Minuten. Bei kalter Witterung vor dem Schlafengehen ein Melissen-Öl-Fußbad von 38 Grad 10 Minuten lang.

Samstag morgen:

Zwischen 6.30 Uhr und 7.30 Uhr Oberkörperwaschung mit Rosmarin-Essigwasser, anschließend gut zugedeckt eine halbe Stunde ruhen. Im Winter Trockenbürsten des Oberkörpers. 7.30–8.00 Uhr Frühstück. Ein Müsli aus 100 g Joghurt, 30 g eingeweichten Feigen, 20 g Weizenkeime, 20 g Leinsamenschrot und einer Scheibe Kneipp-Vollkornbrot (30 g), 5 g Butter, 30 g Schmelzkäse (20 g Fett i.T.). Gesamtkalorienzahl ca. 497. Gegen 10.00 Uhr (w) Kniguß. Anschließend Bewegung in frischer Luft, wandern, spazierengehen, Gymnastik, leichter Sport. Gegen 12.30 Uhr Mittagessen mit Chicoreesalat (100 g Chicoree, 50 g Apfelsinen, 100 g Joghurt, 5 g Pflanzenöl), Gemüseeintopf mit Kartoffeln und Würstchen: 100 g Möhren, 50 g Sellerie, 50 g Lauch, 100 g Blumenkohl, 150 g Kartoffeln, 10 g Pflanzenöl, 5 g Haferflocken, 2 Wiener Würstchen (100 g), Gewürze, Petersilie. Birne-Helene: 100 g Birnen, gedünstet, 125 ccm Vollmilch, 10 g Schokoladenpuddingpulver, 10 g Zucker. Gesamtkalorienzahl etwa 976.

Zwischen 15.00 und 16.00 Uhr Öl-Bad mit Rosmarin, und zwar ein ¾-Bad, d. h. das Badewasser soll nur bis zum Brustbein reichen. 10–15 Minuten bei 38 Grad. Danach ¾ Stunde ruhen, anschließend Spaziergang, Radfahren oder etwas Sport (immer nur Ausgleichssport, kein Leistungssport).

Gegen 19.00 Uhr Abendessen mit Bohnensalat aus 200 g milchsauren Bohnen, 5 g Pflanzenöl, Kräutern und Gewürzen, und 75 g Roastbeef, 3 Scheiben Kneipp-Vollkornbrot, (90 g), 10 g Margarine, 30 g Schmelzkäse (30 g Fett i.T.), und einer Obstspeise aus 100 g Apfelsinen, 100 g Bananen, Zitronensaft. Gesamtkalorienzahl etwa 802.

Gegen 20.30 Uhr Wassertreten oder Wadenwickel, der sich bei Schlafstörungen besonders bewährt hat. Bei kalter Witterung evtl. anstelle dieser Maßnahmen ein Fußbad mit Melissen-Badeöl von 38 Grad und 10 Minuten Dauer. Zu den Mahlzeiten ein Likörglas Rosmarin-Wein. Abends Einreiben der Herzgegend mit Rosmarin-Herzsalbe. Möglichst gegen 22.00 Uhr zu Bett gehen.

Sonntag:
Zwischen 6.30 und 7.30 Uhr im Sommer Ganzwaschung oder Taulaufen (0,5–3 Minuten), im Winter Trockenbürsten, evtl. Schneelaufen (15–30 Sekunden, Füße müssen vorher warm sein). Anschließend Bettruhe.
7.30–8.00 Uhr Frühstück: 100 g Grapefruit, Orangen- oder Tomatensaft, 1 Brötchen (50 g), ein gekochtes Ei (bei erhöhtem Cholesterin-Spiegel Eier einschränken), 2 Scheiben Knäckebrot (15 g), 30 g Konfitüre, 15 g Butter, 1–2 Tassen Kneipp-Herz- und Kreislauf-Tee. Gesamtkalorienzahl etwa 500. Gegen 10.00 Uhr (W) Arm- oder Brustguß, anschließend Körpertraining nach Belieben (Radfahren, wandern, Ausgleichssport aller Art mit Ruhepausen).
Gegen 12.00 Uhr Mittagessen: Kalbsleber, gegrillt, 50 g Apfelscheiben, 5 g Pflanzenöl, Gewürze, Zitronenscheibe, Kartoffelbrei aus 200 g Kartoffeln, 10 g Instant-Magermilchpulver, Tomatensalat aus 200 g Tomaten, 10 g Pflanzenöl, Kräutern und Gewürzen. Pfirsich mit Quarksoße: 100 g Pfirsich aus der Dose, 50 g Magerquark mit Pfirsich- und Zitronensaft. Gesamtkalorienzahl etwa 718.
Anschließend ruhen, zwischen 15.00 bis 16.00 Uhr Rosmarin-Fußbad, (Wechsel-)Knie- oder Schenkelguß; evtl. je nach Witterung im Sommer anstelle der Kneipp-Anwendungen auch Schwimmen im Freibad.
Gegen 19.00 Uhr Abendessen mit Geflügelsalat aus 100 g Hühnerfleisch (Brust), 50 g Spargel, 50 g Ananas und Salatsoße aus 50 g Joghurt, 5 g Pflanzenöl, einer Scheibe Toastbrot, 1 Scheibe Kneipp-Vollkornbrot, 10 g Butter, 20 g Schnittkäse (45 g Fett i.T.), 50 g Radieschen, 1–2 Tassen Kneipp-Herz- und Kreislauf-Tee. Gesamtkalorienzahl etwa 512.
Als Zwischengetränke kommen Fruchtsäfte und Buttermilchmischgetränke in Frage. Abends Einreiben mit Rosmarin-Herzsalbe. Gegen 20.30 Uhr wieder Wassertreten oder Wadenwickel und zur Schlafeinleitung 3–5 Seda-Kneipp-Dragees.
Anmerkung: (W) bedeutet, daß bei kühler Witterung oder wenn die Gliedmaßen kalt sind, *warm* vorgegossen wird.
Im Herbst und den Winter über bis ins Frühjahr sollten

über die Wochenendkur hinaus für die Dauer von 2–3 Monaten die erfahrungsgemäß besonders das Herz und den Kreislauf günstig beeinflussenden Frischpflanzensäfte aus Weißdorn und Rosmarin angewendet werden. Man nimmt kurmäßig am besten 3mal täglich eine Woche lang zu den Mahlzeiten den Weißdornsaft, danach 2 Wochen lang den Rosmarinsaft, jeweils 1 Likörglas voll. – Als Heißgetränk und Schlummertrunk kann man sich aus Honigmet, heißem Wasser, Zitronensaft, einigen Gewürznelken und etwas Zimt einen vorzüglichen Punsch bereiten.
Honigmet leitet den Schlaf auf natürliche Weise ein.

Ausgewählte Naturarzneien

▷ *Freunde von Pflanzensäften:* Weißdornsaft 3mal täglich unverdünnt 1 Eßlöffel oder nach Gebrauchsanweisung vor den Mahlzeiten.
Weißdornsaft dient der besseren Durchblutung des Herzmuskels.
▷ *Freunde von Tee-Kuren:* Früh und nachmittags eine Tasse Herz- und Kreislauf-Tee am besten mit Honig gesüßt zur Vitaminzufuhr beim Frühstück und Nachmittagskaffee. Zum Abendessen Sanddornsaft, als Brotaufstrich oder mit Buttermilch vermischt.
▷ *Merke:* Zur Hautanregung – Einreibung mit Kneipp-Fichtennadel-Franzbranntwein, mildeste Form der Anregung des Kreislaufes, etwa dem Trockenbürsten gleichkommend.

Wochenendkur bei Neigung zu Bluthochdruck

Bei schon vorhandenem deutlich erhöhten Blutdruck ist ärztliche Untersuchung und Beobachtung zur Feststellung des Grades und der Ursache des Blutdruckanstieges notwendig. Außerdem muß die Leistungsfähigkeit des Herzens geprüft werden. In manchen Fällen ist eine medikamentöse Behandlung notwendig. Eine Kombination mit der Kneipp-Therapie wirkt sich dabei günstig aus. Lediglich bei Blutdruckerhöhung infolge einer Nierenerkrankung ist Vorsicht geboten.

Die Kneipp-Therapie wirkt *regulierend* auf den Blutdruck und kann daher mit Erfolg bei zu hohem und zu niedrigem Druck angewandt werden. Voraussetzung ist ein genügend leistungsfähiges Herz. Die Kost muß kochsalzarm sein und entspricht im wesentlichen den Prinzipien der Grundkost, die ja auch kochsalzarm ist.

Freitag: 19.00 Abendessen
20.30 Wassertreten (Mistelsaft unterstützt die Blutdruck-Regulierung)

Samstag: 6.30 *Okw**
7.30 Frühstück
10.30 *Kn*-Bewegungsübungen in frischer Luft mit Ruhepausen. Spiel und Ausgleichssport, kein sportlicher Ehrgeiz!
12.00 Mittagessen, anschließend Ruhe. Weißdornsaft stärkt den Herzmuskel
16.00 *WAB*, danach Spaziergang, Gartenarbeit, Gymnastik etc. Im Sommer kann eine Kneipp-Anwendung durch Schwimmen ersetzt werden
19.00 Abendessen
20.30 *Fb* mit Melisse-Badeöl oder *Wtr*. Bei Schlafstörungen *Ww*, und 1–2 Seda-Kneipp-Dragees (Baldrian und Hopfen)

Sonntag: 6.30 *Gw*
7.30 Frühstück
9.30 ¾-Bad mit Melisse-Badeöl, anschließend
11.00 Bewegung in frischer Luft   [Bettruhe
12.30 Mittagessen
16.00 *Ag*, später auch größere Güsse, anschließend Bewegung
19.00 Abendessen
20.30 *Wtr* oder *Ww*

---

* Siehe Seite 40: Gebräuchliche Abkürzungen

Bei allgemeiner Unruhe Seda-Kneipp-Nerven-Tee. Bei Druck in der Herzgegend Herzsalbe oder kalte Herzauflage. Für seelische Entspannung sorgen. Natürlichen Rhythmus beachten, Hetze und Aufregung verschlimmern den Hochdruck! Evtl. Autogenes Training oder Yogaübungen.

▷ *Pflanzensäfte:* Mistel-Pflanzensaft zur Blutdruckregulierung 3mal täglich einen Eßlöffel entweder unverdünnt oder im Verhältnis 1:3 mit Brunnenwasser vermischt. Weißdorn-Pflanzensaft zur natürlichen Stütze für das Herz, an dem darauffolgenden Wochenende ebenfalls 3mal täglich einen Eßlöffel oder im Verhältnis 1:3 mit Brunnenwasser vermischt.

▷ *Badezusätze – Kräuterbäder* (wannenrein): Baldrian-Melisse-Bad. Die ätherischen Öle der Melisse vermitteln eine entspannende Wirkung, einen mild beruhigenden Effekt. Die geeignete Badetemperatur liegt zwischen 35 und 38 Grad. Danach Bettruhe ¾ Stunde!

Wochenendkur bei zu niedrigem Blutdruck

Nicht jeder niedrige Blutdruck bedarf einer Behandlung. Es ist bekannt, daß Sportler oft einen niedrigen Blutdruck von 100 bis 110 mm Hg haben. Nur wenn Beschwerden wie Schwindel, Müdigkeit, Schwäche etc. auftreten, ist eine Behandlung notwendig. (Bei hochgradiger Schwäche, oder wenn nach einem Herzanfall der Blutdruck absinkt, Arzt aufsuchen.) Blutdrucksteigernde Medikamente sollte man nur bei akuten Versagenszuständen nehmen. Als Dauerbehandlung und zur Vorbeugung steht die Kneipp-Therapie im Vordergrund. Bei den Wasseranwendungen sind Bäder, insbesondere Vollbäder, zu vermeiden. Wechselteilbäder und Güsse sowie kleine kalte Teilbäder und Güsse leisten vorzügliche Dienste. Naturarzneien wie Rosmarin unterstützen diese Wirkung.

▷ *Diät:* Grundkost. Bei Untergewicht für Zunahme bis zum Normalgewicht sorgen!

Freitag: 19.00 Abendessen
20.30 Wtr

Samstag: 6.30 Okw mit Rosmarin-Essig
7.30 Frühstück
9.30 Ag – Spiel und Sport in frischer Luft,
Gymnastik usw.
12.30 Mittagessen, anschließend Ruhe
16.00 Fb, im Winter wfb oder Fb mit Kneipp-
Rosmarin-Badesalz, anschließend wieder
Bewegungsübungen
19.00 Abendessen
20.30 Wtr

Sonntag: 6.30 Trockenbürstung oder Ukw mit Kneipp-
Rosmarin-Essig
7.30 Frühstück – Rosmarin-Tee
9.30 Kn – Spiel und Bewegung in frischer Luft
12.30 Mittagessen
16.00 Ab oder Ag, evtl. auch Schwimmen,
Bewegung in frischer Luft
19.00 Abendessen
20.30 Wtr

Wochenendkur bei nervöser Erschöpfung

Besonderer Wert ist zu legen auf den natürlichen Tages-
rhythmus und den natürlichen Wechsel von Aktivität und
Entspannung im körperlichen wie im seelischen Bereich.
Die Wasseranwendungen und Bewegungsübungen sollen
nicht zu anstrengend sein.

Freitag: 19.00 Abendessen, danach 2 Seda-Kneipp-
Dragees
20.30 Fußbad mit Melisse-Badeöl, 2 Seda-
Kneipp-Dragees. Auf die nächtliche Erholungsphase und den Schlaf soll man sich
schon am Abend durch Entspannung vorbereiten. Man soll also abends keine anstrengende geistige Tätigkeit verrichten,

nicht zu lange fernsehen. Eine gute Unterstützung ist das autogene Training, das die Entspannung wesentlich fördert. Auch die z. Z. in Mode gekommenen Yoga-Übungen gehören hierher.

Samstag: 6.30 Okw

7.30 Frühstück, dazu 1 Tasse Nerven-Tee Baldrian, Melisse, Hopfen

9.30 Wkn, anschließend Spaziergang, etwas Gymnastik im Freien oder leichter Sport. – Nur Ausgleich, nie Leistungssport. Dazwischen Ruhepausen, Luftbäder, evtl. auch *kurzes* Sonnenbad, aber keine zu starke Sonneneinstrahlung

12.30 Mittagessen und danach 1 Seda-Kneipp-Dragee, anschließend Mittagsruhe

16.30 Baldrian-Melisse ein ¾-Bad. Danach ¾ Stunde Ruhe, anschließend Spaziergang in frischer Luft

19.00 Abendessen, dazu 1 Tasse Nerven-Tee

20.30 Wtr, im Winter Fb mit Melisse-Badeöl, 2 Seda-Kneipp-Dragees. Bei Schlafstörungen evtl. nachts Ukw, die sich ausgezeichnet bewährt hat und die Wirkung von Hopfen unterstützt.

Sonntag: 6.30 Ukw

7.30 Frühstück, dazu 1 Tasse Nerven-Tee

9.30 Ag, anschließend Spaziergang, leichter Sport oder Gymnastik

12.00 Mittagessen, anschließend Mittagsruhe

16.00 Wfb oder Fb mit Heublumen-Badeöl, im Sommer evtl. anstelle der Kneipp-Anwendung Schwimmen. Bewegung in frischer Luft mit Ruhepausen.

19.00 Abendessen, dazu 1 Tasse Nerven-Tee (Melisse, Hopfen, Baldrian)

20.30 Wtr oder Ww mit Kneipp-Rosmarin-Essig. 2 Seda-Kneipp-Dragees

Auch in der Woche kleine Kneipp-Anwendungen! Keine Hetze! Im Sommer kalte Arm- und Fußbäder. Allmähliche Abhärtung. Autogenes Training ist zu empfehlen.

▷ *Pflanzensäfte:* Baldrian-Pflanzensaft, früh, mittags und abends einen Eßlöffel entweder im Verhältnis 1:3 mit Brunnenwasser vermischt oder zusätzlich dem Kneipp-Nerven-Tee zufügen. Die Pflanzensaft-Kur die Woche über fortsetzen!
Johanniskraut-Pflanzensaft, 3mal täglich einen Eßlöffel entweder im Verhältnis 1:3 mit Brunnenwasser verdünnt oder dem Nerventee zugefügt.
▷ *Wannenreine Kneipp-Kräuterbäder:* Das stark beruhigende Baldrian-Melisse-Bad oder das milde Kneipp-Melisse-Ölbad. Nach dem Baden unbedingt Bettruhe, eine ¾ Stunde. Als Vitamin-Zufuhr Sanddorn-Pflanzensaft zum Frühstück oder Abendessen mit Joghurt, Dickmilch oder Quark.

Wochenendkur bei vegetativer Dystonie

Die Behandlung der in der heutigen Zeit so häufigen vegetativen Regulationsstörungen gleicht im wesentlichen der Kneipp-Behandlung bei nervösen Erschöpfungszuständen. Die Beachtung biologischer Rhythmen und natürlicher Reize steht wieder im Vordergrund. Kneipp-Wasseranwendungen und Bewegungsübungen haben nach neueren wissenschaftlichen Erkenntnissen einen hohen Ordnungswert und tragen zur Normalisierung der gestörten vegetativen Funktion bei. Durchführung der Wochenendkur wie bei nervöser Erschöpfung. Jedoch können die Anwendungen im Laufe der Zeit mehr gesteigert werden. So können z. B. Schenkel- und Brustgüsse durchgeführt und mehr Sport betrieben werden. Allerdings sollte es nur Ausgleichs- und nicht Leistungssport sein.
In der Ernährung müssen die Prinzipien der Grundkost beachtet werden. Vitaminreiche Kost, Frisch-Pflanzensäfte,

z. B. Sanddornsaft, sind zweckmäßiges Ziel einer allgemeinen körperlichen und seelischen Ertüchtigung, Abhärtung und Normalisierung der gestörten vegetativen Regulation. Die zahlreichen Beschwerden, die sich in erster Linie in Kreislaufstörungen, Kopfschmerzen, Magendruck, Schwitzen, Regelstörungen usw. äußern, gehen dann zurück oder verschwinden allmählich ganz.

Folgende Arzneipflanzenmedikamente können bei vegetativer Dystonie herangezogen werden: Seda-Kneipp, 3mal täglich 1–2 Dragees.

Für Freunde von Pflanzensaftkuren am ersten Wochenende Melisse-Pflanzensaft 3mal täglich einen Eßlöffel unverdünnt oder im Verhältnis 1:3 mit Brunnenwasser verdünnt.

Beim zweiten Wochenende Baldrian-Pflanzensaft 3mal täglich einen Eßlöffel oder im Verhältnis 1:3 mit Brunnenwasser vermischt.

▷ *Freunde von Tee-Kuren:* Entweder früh und abends eine Tasse Kneipp-Nerven-Tee. Melisse, Baldrian, Hopfen, Orangenschalen 2–3mal täglich.

▷ *Wannenreine Kräuterbäder:* Baldrian-Melisse-Bad oder das mild wirkende Melisse-Ölbad. Zur Tonisierung gegebenenfalls Fichtennadel-Ölbäder.

Nach jedem Bad eine ¾ Stunde ruhen, um die während des Kräuterbades aufgenommenen Naturstoffe voll zur Wirkung kommen zu lassen.

Wochenendkur bei Neigung zu arteriellen Durchblutungsstörungen

(kalte Füße)

Man unterscheidet „funktionell-nervöse" und organische arterielle Durchblutungsstörungen. Letztere sind besonders gefährlich. Ursächlich sind sie in der Mehrzahl Folge einer Arterienverkalkung. *Ärztliche Untersuchung ist daher unbedingt notwendig.*

Erstes Gebot bei allen Durchblutungsstörungen: *Rauchen einstellen!*

Ernährung: Grundkost, insbesondere Einschränkung von Fett und Süßigkeiten.

Hydro- und Bewegungstherapie stehen im Mittelpunkt. Im Gegensatz zu den venösen Durchblutungsstörungen werden die Wasseranwendungen vorwiegend warm gegeben. Nur nach längerem Training kommen evtl. wechselwarme oder gelegentlich auch kurze Kaltreize in Frage. Wenn nach einer Wasseranwendung Schmerzen auftreten, sofort einen Arzt aufsuchen.

Freitag: 19.00 Abendessen
20.30 Fb mit Melisse-Ölbad

Samstag: 6.30 Trb o.
7.30 Frühstück und Rosmarin-Pflanzensaft
9.30 aFb, anschließend Gymnastik, Spiel und Sport mit Ruhepausen, oder Wanderung mit Ruhepausen (Intervalltraining)
12.00 Mittagessen
16.00 Ab mit Rosmarin-Badeöl, anschließend wieder Bewegungstraining
19.00 Abendessen
20.00 Fb mit Fichtennadel-Latschenkiefer-Badeöl. Bei Nervosität Seda-Kneipp-Dragees

Sonntag: 6.30 Trb o.
7.30 Frühstück und Rosmarin-Pflanzensaft
9.30 ¾-Bad mit Rosmarin-Badeöl, anschließend ¾ Stunde Ruhe, dann Bewegungstraining
12.00 Mittagessen und Rosmarin-Pflanzensaft, anschließend Mittagsruhe
16.00 Ab mit Heublumen-Badeöl, anschließend wieder Bewegungstraining, im Sommer bei Wassertemperatur möglichst nicht unter 24° Schwimmen
19.00 Abendessen
20.30 Fb mit Melisse-Badeöl, bei Nervosität Seda-Kneipp.

Unter der Woche Bewegungstraining nicht vergessen! Wenn es die Zeit erlaubt außerdem kleine warme Wasseranwendungen!

Bei arteriellen Durchblutungsstörungen kann mit folgenden Kneipp-Naturarzneien ein Versuch gemacht werden: Abends bei Nervosität oder Einschlafstörungen 1–2 Seda-Kneipp.

1. Wochenende Rosmarin-Pflanzensaft (zur Kreislaufanregung) 3mal täglich einen Eßlöffel unverdünnt oder im Verhältnis 1:3 mit Brunnenwasser vermischt.
2. Wochenende Weißdorn-Pflanzensaft (zur natürlichen Herzstütze) 3mal täglich einen Eßlöffel unverdünnt.

▷ *Kneipp-Kräuterbäder:* Rosmarin-Bad, das stark anregende Kräuterbad.

Wochenendkur bei venösen Durchblutungsstörungen

(Krampfadern, geschwollene Beine, Venenentzündung usw.)

▷ *Allgemeine Hinweise:* Venöse Durchblutungsstörungen soll man mit kaltem Wasser behandeln. Warme Anwendungen, auch Sonnenbäder, sind nicht angezeigt. Man muß wissen, daß man ausgedehnte Krampfadern nicht beseitigen, wohl aber die Funktion bessern kann. Die Frage der Verödung oder chirurgischen Entfernung muß vom Arzt entschieden werden. Ebenso gehört das ulcus cruris, das offene Bein, in ärztliche Behandlung. Als vorbeugende Maßnahme bei beginnenden oder leichten Krampfadern, zur Nachbehandlung nach Verödung oder Operation und bei entzündlichen Komplikationen ist die Kneipp-Therapie außerordentlich wertvoll. Die Kombination von Hydro-, Bewegungs-, Phyto-Therapie und Kompressionsverband muß als beste Behandlungsmethode dieser Zustände angesehen werden.

Die Diät entspricht derjenigen bei Herz und Kreislauf.

Freitag: 20.30 Wassertreten

Samstag: 6.30 Gw

9.00 Kn, anschließend Gymnastik, Sport und Spiel. Dazwischen Ruhepausen in frischer Luft. Stehen vermeiden! Liegen ist besser als Sitzen! Nach den Wasseranwendungen Kompressionsverband anlegen

gegen 16.00 WBg

20.30 Ww mit Rosmarin-Essig

Sonntag: 6.30 Gw

9.00 Lehm-Wickel Bein, besonders gut bei Neigung zu Entzündungen. Anschließend Sport, Wanderung, Radfahren usw. Dazwischen immer wieder kleine Pausen

16.00 S oder Ag, auch Schwimmen kommt anstelle dieser Anwendungen in Frage

20.30 Wtr, Fb oder Ww.

Dazu 3mal täglich Arnica-Salbe besonders bei Schmerzen, Neigung zu Entzündungen und Schwellungen. Auch unter der Woche nach Möglichkeit kleine Kaltanwendungen. Außerdem ist der kalte Lehmwickel eine gute Hilfe bei Schwellungen (Oedemen) und bei entzündlichen Venenerkrankungen.

▷ *Kneipp-Pflanzensäfte zur Anregung des Kreislaufes:* Rosmarin-Pflanzensaft, 3mal täglich einen Eßlöffel entweder unverdünnt oder mit Brunnenwasser im Verhältnis 1:3 verdünnt. In Abwechslung dazu an dem zweiten Wochenende Paprika-Pflanzensaft, rein oder im Verhältnis 1:3 mit Brunnenwasser vermischt.

Wochenendkur für den Magen und Darm

Zur Vorbeugung und zur Beeinflussung der häufigen nervösen Störungen im Magen-Darmbereich ist die Kneipp-Therapie sehr geeignet. Ebenfalls zur Unterstützung sonstiger

106

Maßnahmen bei Geschwüren unter Anleitung und Aufsicht eines Arztes.

Die nervösen Magenleiden sind häufig Ausdruck einer vegetativen Regulationsstörung. Es gelten daher z. T. die bei dem Kapitel „Vegetative Dystonie" beschriebenen Maßnahmen. An Naturarzneien kommen Fenchel, Kümmel und Pfefferminze in Frage, die Völlegefühl und Blähungen mindern. Sitzende Lebensweise begünstigt, körperliches Training lindert Blähungsbeschwerden.

Eine Schon-Diät alter Art mit Mehlspeisen, Weißbrot, zerkochtem Fleisch und Gemüse ist nicht notwendig, eine vitaminreiche Vollwertkost bekömmlicher. So sind z. B. Salzkartoffeln, wenn sie gut gekaut werden, besser als Kartoffelpüree. Für den Magen ist es physiologischer, wenn die Kartoffel durch gutes Kauen zerkleinert und mit Mundspeichel ordentlich vermengt in den Magen kommt, als wenn sie in Form von Püree sofort mit dem Mundspeichel heruntergeschluckt wird. Mit kleinen Abwandlungen können auch hier die Prinzipien der Grundkost angewendet werden. Nur mit Rohkost sollte man zrückhaltend sein.

Häufige kleine Mahlzeiten sind wenigen großen vorzuziehen. *Vor* den Hauptmahlzeiten 10 Minuten Ruhe und Entspannung, langsam essen, gut kauen, nach der Mahlzeit eine halbe Stunde Ruhe!

Rauchen einschränken oder besser ganz unterlassen!

Freitag: 19.00 Abendessen: Apfelreis aus 50 g Reis, 100 g Apfelmus, etwas Zucker, Zitrone, evtl. abschmecken mit Butter und etwas Salz, Magen-Tee
20.30 Fb mit Melisse-Badeöl

Samstag: 6.30 Okw
7.15 Rollkur mit Kamille
7.45 Frühstück: 1 Brötchen, Knäcke- oder Kneipp-Brot, 10 g Butter, 30 g Marmelade oder Honig, etwas Quark, Kneipp-Magen-Tee
9.15 Hbl-Sack Oberbauch, ½ Stunde Bettruhe

11.00 Bewegung in frischer Luft, zuvor gegen
10.45 Zwischenmahlzeit mit Mischgetränk
aus 1/8 l Milch und Karottensaft

12.30 Mittagessen: Tomatensuppe, Schellfisch
gekocht mit etwas zerlassener Butter, Salzkartoffeln, feiner Salat (Salatsauce aus
Joghurt und Kräutern), Mittagsruhe

15.45 Zwischenmahlzeit: Mischgetränk aus Joghurt und Früchten, dazu ein Vollkornkeks

16.00 Ag, danach Bewegungsübungen mit eingelegten Pausen

19.00 Abendessen: Kalbsbraten oder Roastbeef-
scheiben, Knäcke- oder Kneipp-Brot, etwas Butter, Magen-Tee

20.20 Wtr, im Winter Fn oder Fb mit Melisse-
Badeöl.

Sonntag: 6.30 TrbO

7.15 Rollkur mit Kamille

7.45 Frühstück: 1 Brötchen, Knäcke- oder
Kneipp-Brot, 1 weichgekochtes Ei, 10 g
Butter, etwas Konfitüre oder Schmelzkäse
(30% Fett i.T.)

9.30 ¾-Bad mit Heublumen-Badeöl, anschließend ¾ Stunde Ruhe

10.45 Zwischenmahlzeit: Milchmischgetränk aus
Gemüsesaft und Milch

11.00 Spaziergang, Gymnastik, Spiel oder Sport
in frischer Luft, Luftbad

12.00 Mittagessen: Gebundene Gemüsesuppe,
Kalbsleber gegrillt, Kartoffeln, Spinat oder
Karotten. Als Nachtisch Quarkspeise,
Früchte oder Griesbrei. Mittagsruhe

15.45 Zwischenmahlzeit: Magen-Tee, Knäckebrot mit etwas Gelee

16.00 Wkn, danach Spaziergang, Spiel und Sport
nach Wahl

19.00 Abendessen: Bananenquarkcreme (1 Banane, etwa 100 g Magerquark, etwas Zucker

und Milch, Kneipp-Brot mit Käse oder ma-
gerem Aufschnitt, Kneipp-Magentee
20.30 Wtr oder Fb mit Melisse-Badeöl

Bei Übersäuerung usw. „Säurelocker" wie stark gebratenes
oder geräuchertes Fleisch, Fleischbrühe, Pfeffer, Senf,
Meerrettich, Paprika, alkoholische Getränke, Süßigkeiten,
Kaffee etc. meiden.

Wochenendkur bei Neigung zu Darmträgheit

Die Darmträgheit ist heute ein weitverbreitetes Leiden. Es
gibt eine große Anzahl von Abführmitteln mit unterschied-
lichem Wirkungsgrad und unterschiedlichen Nebenwirkungen.
Am besten bewährt sich das Zusammenwirken von Naturarzneien, Wasseranwendungen, Bewegungsübungen, Diät
und Lebensordnung, wie sie in der Kneipp-Therapie verwirklicht wird.
Die Kost richtet sich nach den in der Grundkost angegebenen Prinzipien.

Freitag: 19.00 Abendessen, dazu Kneipp-Abführ-Tee
            20.30 Wtr

Samstag: 6.30 Ukw
            7.30 Frühstück
            9.30 Heupack als Leibauflage
            11.00 Gymnastik, Spiel und Sport in frischer
                     Luft, Spaziergang usw., evtl. auch Massage
                     der Bauchdecke oder Bindegewebsmassage
            12.00 Mittagessen, Mittagsruhe
            16.00 Kn, Bewegungsübungen
            19.00 Abendessen, Kneipp-Abführ-Tee oder
            20.30 Ww mit Rosmarin-Essig

Sonntag: 6.30 Okw
            7.30 Frühstück
            9.30 ¾-Bad mit Fichtennadel-Badeöl und Bür-
                  sten

11.00 Bewegungsübungen nach Wahl
12.00 Mittagessen, Mittagsruhe
16.00 Kn, anschließend wieder Bewegungsübungen
19.00 Abendessen, Kneipp-Abführ-Tee oder
20.30 Wtr

Schwimmen, Sauna, Unterwassermassage der Rückenmuskulatur und sonstige Massagen können ebenfalls eingesetzt werden.

▷ *Freunde von Pflanzensäften:* abends 1 Eßlöffel Rhabarbersaft bei Darmträgheit, früh, mittags und abends 1 Eßlöffel Sauerkraut zur biologischen Unterstützung des Darmes. Dazu Quellmittel, z. B. Spitzwegerich, Leinsamen, Weizenkleie etc., und 1½–2 Liter Wasser pro Tag.

Wochenendkur bei Galle- und Leberkrankheiten

Bei allen *Erkrankungen* der Leber und Galle muß zunächst der Arzt aufgesucht und gegebenenfalls eine ärztliche Behandlung durchgeführt werden.
Zur *Vorbeugung* und eventuell zur Unterstützung ärztlicher Maßnahmen ist jedoch die Kneipp-Therapie und einmal im Monat eine Wochenendkur dringend zu empfehlen. Naturarzneien wie Rettich- und Löwenzahnsaft, Fenchel, Kümmel, Enzian haben sich seit vielen Jahren ausgezeichnet bewährt. Bei den Wasseranwendungen sind warme Maßnahmen zu bevorzugen. Die Bewegungstherapie spielt bei dieser Krankheitsgruppe eine weniger wichtige Rolle.
Diät: Fette einschränken auf 60–70 g pro Tag. Möglichst in Form von Pflanzenölen (Maisöl, Sonnenblumenöl, evtl. etwas Olivenöl) und Butter. Keine Gerichte aus der Pfanne. Mageres gekochtes Fleisch, milde Käsesorten, Quark, Joghurt und gekochten Fisch bevorzugen. Buttercreme und Sahnetorten meiden. Knäckebrot, trockenes Weißbrot oder auch gutes Vollkornbrot, das besser vertragen wird als all-

110

gemein angenommen, bevorzugen. Bohnenkaffee bekommt oft nicht gut und sollte gemieden werden. Alkohol ist bei Lebererkrankungen streng verboten. Rauchen sollte man sehr einschränken, am besten ganz aufgeben.

Erlaubt und erwünscht ist Frischkost in Form von Obst- oder Pflanzensäften und zarten Blattsalaten. Die Salatsauce mit Joghurt, Buttermilch, Zitronensaft, reichlich frischen Kräutern und evtl. etwas geriebener Zwiebel.

Honig und Fruchtzucker zum Süßen nehmen. Zum Würzen Kräuter frisch oder notfalls getrocknet nehmen, z. B. Dill, Majoran, Petersilie, Kresse, Estragon, Schnittlauch und Thymian. Scharfe Gewürze meiden. Im übrigen kann man sich bezüglich der Verträglichkeit einzelner Speisen etwas nach der eigenen Erfahrung richten. Frisches Obst z. B. ist oft bekömmlicher, als gemeinhin angenommen wird. Man sollte also nicht ganz darauf verzichten und nur Kompott essen. Bei Gallekoliken sind Fasttage mit Galle- und Leber- tee zu empfehlen.

Freitag: 19.00 Abendessen: Weißbrot, 10–15 g Butter, kaltes mageres Kalbfleisch, Quark oder Magerkäse (20–30% Fett i.T.). Dazu Galle-Leber-Tee

20.30 Fb mit Melisse-Badeöl

Samstag: 6.30 TrbO

7.30 Frühstück: Cornflakes mit ¼ l Milch, zwei Scheiben Weiß- oder Knäckebrot, evtl. eine Scheibe Vollkornbrot, 30 g Honig, 10 g Butter, Galle-Leber-Tee

9.30 Kneipp-Heupack-Sack auf Lebergegend. ¾ Stunde Bettruhe, anschließend Spazier- gang. Luftbad oder leichte Gymnastik

12.30 Mittagessen: Fettarme Fleischbrühe mit Grünkern und Reiseinlagen. Gekochter Schellfisch, Kartoffeln, Blattsalat, als Nachtisch Obstsalat oder Quarkspeise mit Früchten. Getränke: Rettichsaft oder Obstsaft, Mit- tagsruhe

16.00 WAg, WAb, danach Spaziergang, Luftbad, irgendein körperliches Ausgleichstraining mit Ruhepausen

19.00 Abendessen: Reisauflauf mit Früchten, Weiß- oder Knäckebrot mit Schmelzkäse, Galle-Leber-Tee

Sonntag: 6.30 Trb

7.30 Frühstück: 1 Brötchen, Knäcke- oder Kneipp-Brot, 1 Ei, 30 g Honig, 10 g Butter, Galle-Leber-Tee

9.30 ¾-Bad mit Fichtennadel-Badesalz, evtl. mit Bürsten, anschließend ¾ Stunde Ruhe, danach kleiner Spaziergang

12.30 Mittagessen: Gebundene Gemüsesuppe mit zarten Gemüsen, gekochtes Huhn mit Reis oder Kartoffeln, Blattsalat. Als Nachtisch Obstkompott oder 1 Banane oder Griespudding oder Rote Grütze. Rettich- oder Löwenzahnsaft. Mittagsruhe

16.30 WKn, danach körperliche Bewegung in frischer Luft mit Ruhepausen

19.00 Abendessen: Reisauflauf oder Makaroni mit 10 g Butter und etwas Parmesankäse oder gebundene Tomatentunke (nicht scharf gewürzt!) oder Knäckebrot, kalte Zunge, 10 g Butter, Magerkäse. Galle-Leber-Tee

20.30 WFb oder Baldrian-Melisse Fb

▷ *Freunde von Pflanzensaft-Kuren:* Am ersten Wochenende Löwenzahn-Pflanzensaft, 3mal täglich einen Eßlöffel, rein oder nach Gebrauchsanweisung verdünnt, die Woche über fortsetzen.

Zweites Wochenende Artischocken-Pflanzensaft, drittes Wochenende Rettich-Pflanzensaft.

Wochenendkur bei
Neigung zu Frauenkrankheiten

Das vegetative Nervensystem und das System der inneren Drüsen sind eng miteinander verbunden. Unterleibsbeschwerden und Regelstörungen sind daher häufig Folge einer vegetativen Fehlsteuerung. Deshalb ist auch eine Kneipptherapie bei Neigung zu derartigen Beschwerden durchaus sinnvoll und nützlich. Selbstverständlich muß vorher durch eine ärztliche Untersuchung eine organische Erkrankung der Geschlechtsorgane ausgeschlossen werden. Die Behandlung muß nach dem oben Gesagten ähnlich sein wie bei der vegetativen Dystonie. Jedoch kommen Bäder mit Kräuterzusätzen und warme Anwendungen hierbei mehr zum Einsatz.

▷ *Kost:* Grundkost

Freitag: 19.00 Abendessen, Nerven-Tee
20.30 Melisse/Fb

Samstag: 6.30 TrbO
7.30 Frühstück
9.30 Hbl/Szb. Anschließend Bewegung in frischer Luft, Gymnastik, Gartenarbeit usw. Evtl. auch Bindegewebsmassage
12.00 Mittagessen
16.00 Ag. Spaziergang, Wanderung usw.
19.00 Abendessen
20.30 Melisse Fb. Bei Unruhe und Neigung zu Schlafstörungen 2 Tabl. Seda Kneipp (Baldrian und Hopfen)

Sonntag: 6.30 Okw
7.30 Frühstück
9.30 Lavendel ¾ Bad. Anschließend ¾ Stunde Ruhe, dann wieder Bewegungsübungen in frischer Luft
12.00 Mittagessen. Anschließend Mittagsruhe

113

16.00 Wkn, danach Spaziergang, Wanderung,
Sport nach Neigung
19.00 Abendessen. Bei Bedarf Seda Kneipp
20.30 Wtr oder Melisse/Fb.

Im Sommer kann eine Kneippanwendung durch Schwimmen (Wassertemperatur nicht zu kalt!) im Winter durch Sauna ersetzt werden.

Wochenendkur zur Gewichtsabnahme

Die Reduktionskost bei Übergewicht ist kochsalzarm, eiweißreich, fett- und kohlehydratarm. Insbesondere müssen Süßigkeiten, Mehlprodukte, fettes Fleisch, fette Wurst, Schmalz etc. eingeschränkt werden. Zum Braten empfiehlt sich eine mit Kunststoff beschichtete Pfanne, die sehr viel Fett einspart. Außerdem kommen Spezialtage in Frage, z. B. Safttage (750–1000 ccm Obst- oder Gemüsesaft über den Tag verteilt), Obsttage (1000 g Obst über den Tag verteilt), Obst-Reis-Tag (120–130 g trockener Reis mit gleichen Teilen Wasser und Milch gekocht, mit frischen Früchten vermischt über den Tag verteilt). Eine Reduktionskost enthält etwa 1500 Kalorien. Wenn das Normalgewicht erreicht ist, kann man auf eine Kost mit 2300 Kalorien übergehen. Dabei sollten aber auch die Prinzipien einer gesunden Ernährung nach Dr. Anemüller beibehalten werden. Nährwert und Gehalt einiger gebräuchlicher Nahrungsmittel an Eiweiß, Fett und Kohlehydraten ist aus beiliegender Tabelle ersichtlich. (Siehe Seite 77 ff.)
Die Reduktionskost muß über längere Zeit eingehalten werden. Die Kostvorschläge für das Wochenende sind gleichzeitig Beispiele für die Durchführung einer derartigen Kost.

Freitag: 18.30 Abendessen, bestehend aus 1–2 Scheiben Kneipp-Vollkornbrot (100 g), mit 10 g Butter, 50 g Harzer oder sonstigem Magerkäse und Tomatenscheiben, dazu Buttermilch, Rhabarbersaft oder Obstsaft

114

gegen 20.00 Wassertreten und anschließend kleiner Spaziergang

Samstag: 6.30 Ganzwaschung

7.30 Frühstück, 100 ccm Apfelsinensaft, 1 trockenes Brötchen oder 1–2 Scheiben Vollkornbrot, 10 g Butter, 30 g kalorienarme Marmelade, 50 g Kaffee oder Kneipp-Schlankheits-Tee

10.00 ¾-Bürstenbad mit Kneipp-Heublumen-Badeöl, danach eine ½ bis ¾ Stunde Ruhe. Anschließend Gymnastik, Sport und Spiel in frischer Luft, Wandern, Radfahren etc.

12.30 Mittagessen: Rohkostvorspeise, 100 g Rindfleisch gegrillt, 2 Kartoffeln (100 g), Sauerkraut oder anderes Gemüse, Quarkspeise aus Magerquark mit frischen Früchten oder Obstsalat, anschließend Mittagsruhe, im Sommer evtl. Luftbad

15.00 S, bei kühler Witterung WS, anschließend wieder etwas Sport oder Gymnastik nach Belieben, dazwischen kleine Ruhepausen

19.00 Abendessen, Reisrisotto aus 40 g Vollreis, 50 g Paprikaschoten, 50 g Champignons, 50 g Zwiebeln, 10 g Samenöl, Gewürze. 1 Scheibe Knäckebrot mit Tomaten. Obst- oder Gemüsesaft, Kneipp-Schlankheits-Tee

20.30 Wassertreten

Sonntag: 6.30 Gw

7.30 Frühstück, 100 ccm Apfelsinensaft, 1 Brötchen, 1 Ei, 15 g Butter, 20 g Konfitüre, 1 Scheibe Knäckebrot, Kaffee oder Kneipp-Schlankheits-Tee (ungesüßt)

9.30 Bg, im Winter WBg, oder WAb, anschließend wieder körperliche Bewegung nach Wahl in frischer Luft

12.30 Mittagessen: 100 g Wildfleisch, Steak oder mageres Geflügel, 150 g gedünstetes Gemüse (Blumenkohl, Spinat etc.), 50 g Kartoffeln, Apfelsinenquark aus 50 g Quark, 75 g Vollmilch, 100 g Apfelsinen. Anschließend Mittagsruhe

15.30 Leibwickel oder Fb mit Heublumen-Badeöl oder Wkn bzw. Kn, auch Sauna und Unterwassermassagen kommen in Frage, danach Wanderung, Sport usw.

19.00 Abendessen: Geflügelsalat aus 100 g Huhn, 50 g Spargel, 50 g Ananas, 50 g Joghurt, 5 g Samenöl, 1 Scheibe Toast, 1 Scheibe Knäckebrot, 10 g Butter, 30 g Käse

20.30 Wassertreten (im Winter Fb mit Kneipp-Melisse-Badeöl).

Zur Unterstützung abends 1–2 Kneipp-Wörisetten. Als Zwischenmahlzeiten Pflanzensäfte: Petersiliensaft oder aus Birkenblättern.

Hinweise für Übergewichtige: Täglich wiegen! Schon bei geringer Gewichtszunahme einige Tage Reduktionskost. Nicht warten bis man 5 oder 10 kg zugenommen hat! Hydro- und Bewegungstherapie ist kein Grund, mehr zu essen! Der Kalorienverbrauch bei der Arbeit ist nicht so hoch, wie allgemein angenommen wird. So muß man z. B. 2 Stunden schwimmen, um 400 Kalorien zu verbrennen.

▷ *Freunde von Kneipp-Pflanzensaftkuren:* Birkenblätter-Pflanzensaft, zur Entwässerung, 3mal täglich 1 Eßlöffel, am ersten Wochenende.

Petersiliensaft, 3mal täglich 1 Eßlöffel, am zweiten Wochenende.

▷ *Wannenreine Bäder – Badezusätze:* Kräuterbäder zur Gewichtsabnahme – Heublumen-Badesalz – Die wannenreinen Heublumen-Bäder gelten als stoffwechselanregende Bäder. Temperatur 36 bis 38 Grad, Dauer 15 Minuten, danach eine ¾ Stunde Bettruhe. (Kalorien-Tabelle siehe Seite 77 ff.)

Wochenendkur bei
Bronchialkatarrhen, Bronchitis und Asthma

Ärztliche Untersuchung notwendig, um ernste Erkrankungen rechtzeitig zu erkennen!

Freitag: 18.30 Abendmahlzeit mit leichter Kost, z. B. Reisauflauf, Knäcke-Brot und etwas Käse. 1 bis 2 Tassen Kneipp-Husten-Tee
20.30 Fb mit Melisse-Badeöl

Samstag: 6.30–7.00 TrbU oder Ukw mit Kneipp-Rosmarin-Essig
7.30–8.00 Frühstück (Bircher Müsli oder Vollkornbrot, evtl. 1 Brötchen, etwas Butter, evtl. 1 Ei, Quarkaufstrich, etwas Konfitüre, Kneipp-Hustentee mit Honig gesüßt
10.00 Wkn, anschließend schnelles Gehen, Wandern, leichter Sport, Gymnastik in frischer Luft, Atemgymnastik! Bali-Gerät usw. Dazwischen Ruhepausen, im Sommer evtl. *kurzes* Sonnenbad, besser Luftbad unter schattigem Baum. 1–2 Teelöffel voll Tannol-Saft
12.30 Mittagessen, z. B. Rohkostvorspeise, Steak, Salat, Kartoffeln. Als Nachtisch Fruchtsalat oder Quarkspeise. Anschließend Mittagsruhe. Im Sommer als Luftbad im Freien, im Winter Bettruhe bei weit geöffnetem Fenster
15.30 ¾-Bad mit Thymian-Badeöl, anschließend ¾ Stunde Bettruhe. Dann wieder Gymnastik oder Spiel und Sport in frischer Luft
19.00 Abendessen, je nach Jahreszeit und Geschmack Salatplatte, Brot mit Aufschnitt oder Käse, gekochter Fisch, mageres Fleisch etc.
20.00 Wassertreten

Sonntag: 6.30 TrbO oder Okw mit Rosmarin-Essig
7.30 Frühstück mit Kneipp-Hustentee
9.00 Ag (im Winter WAg), wieder Atemgymnastik, Spiel und Sport nach Wahl
12.30 Mittagessen, anschließend Bettruhe
15.30 Im Winter Fb mit Thymian-Badeöl, im Sommer Wfb, oder Kn bzw. S, anschließend Wanderung oder sonstige Bewegung in frischer Luft, z. B. Radfahren
17.30 Atemgymnastik, evtl. auch Bali-Gerät
19.30 Abendessen, dazu einige Löffel Huflattich-Saft
22.30 Im Winter Fb mit Kneipp-Melisse-Badeöl, im Sommer Wtr.

Eine spezielle Ernährung ist bei der Bronchitis nicht notwendig. Es ist zweckmäßig, sich nach der Grundkost (Anemüller) zu richten. Nur bei Neigung zu Asthma kann man zur Umstimmung besondere Kostformen wie Rohkost, milcheiweißfreie Kost, Obst- oder Reistage durchführen. Anleitungen zur Gymnastik und Atemübungen finden sich in dem Büchlein von Dr. Milz.
Kneipp-Brustkaramellen schützen und pflegen den Mund, den Hals und den Rachen. Tagsüber mehrmals eine Karamelle im Mund zergehen lassen.
Tannol-Saft für die natürliche Reinigung der Atmungsorgane. Tannol-Balsam über Nacht in Brust und Rücken einreiben, durch die Inhalation der ätherischen Öle tritt dann Atmungserleichterung während der Nacht ein.

▷ *Freunde von Pflanzensaft-Kuren:* Huflattich-Pflanzensaft, 3mal täglich einen Eßlöffel, rein oder nach Gebrauchsanweisung verdünnt, besonders entzündungswidrig!
Thymian-Pflanzensaft, 3mal täglich einen Eßlöffel, besonders schleimlösend und antibakteriell.
Spitzwegerich-Pflanzensaft.
▷ *Wannenreine Kneipp-Kräuterbäder:* Das spezielle Bad bei Erkältungskrankheiten – Thymian-Ölbad oder Thymian-Badesalz in Abwechslung mit Latschenkiefer-Ölbädern.

118

Wochenendkur bei Bandscheibenschäden und Arthrosis

Beschwerden und zum Teil heftige Schmerzen der Hals- und Lendenwirbelsäule sind heute an der Tagesordnung. Die Ursache ist in den meisten Fällen eine Erkrankung der Bandscheiben, jedoch sollte man zunächst den Arzt aufsuchen, damit eine andere ernste Erkrankung nicht übersehen wird. Dasselbe gilt für die so häufige Arthrosis des Kniegelenkes.

Bei Bandscheibenerkrankungen, die sich an der Halswirbelsäule durch Schmerzen der Nackenmuskulatur mit Ausstrahlen in die Arme bemerkbar machen und sich an der Lendenwirbelsäule durch Schmerzen im Kreuz mit Ausstrahlen in die Beine äußern, stehen im allgemeinen warme Anwendungen im Vordergrund. Der Kneipp-Heupack als Beinauflage, Teil- und Vollbäder mit Heublumen seien hier vor allem genannt. Man kann aber auch erleben, daß – besonders bei akuten Attacken – Wärme nicht so gut vertragen wird und sollte daran denken, daß ein kurzer Kaltreiz, z. B. eine kalte Waschung, ein kalter Guß oder ein *kurz dauernder* kalter Wickel Linderung bringt.

Bei den Bewegungsübungen müssen Überlastungen vermieden werden.

▷ *Diät:* Grundkost

Freitag: 19.00 Abendessen
             20.30 Fb mit Heublumen

Samstag: 6.30 Trockenbürsten O, evtl. auch Okw mit Kneipp-Rosmarin-Essig

             7.30 Frühstück

             9.30 Kneipp-Heupack auf die Hals- oder Lendenwirbelsäule

             11.00 Vorsichtige Bewegungsübungen, evtl. Massage (im akuten Stadium Vorsicht!), Lokkerungsübungen, evtl. Bindegewebsmassage

12.00 Mittagessen, anschließend Ruhe, auf Lagerung achten! Nicht zu weiche Betten, lieber harte Unterlage!

16.30 Fb mit Heublumen oder Ab, evtl. auch WAg oder Wkn, anschließend vorsichtige Bewegung und Lockerungsübungen

19.00 Abendessen

20.30 Fb mit Heublumen, evtl. auch Wtr für 10 Sekunden

Wenn Möglichkeit vorhanden, leisten heiße Blitzgüsse, Dampfbäder, Sauna (Vorsicht mit Tauchbad, lieber nur abgießen!), Dehnungsübungen, Elektrotherapie der verschiedensten Art oft gute Dienste. Allerdings sollte man diese schwierigen und z.T. komplizierten Verfahren nur unter ärztlicher Aufsicht anwenden.

Die Behandlung der so häufigen Arthrosis der Kniegelenke geschieht unter ähnlichen Gesichtspunkten. Aber auch hier gilt, daß bei akutem Schmerz oft eine Kaltanwendung, z. B. ein Lehmwickel gut wirkt. Man sollte überhaupt nicht zu viel Angst vor Kaltanwendungen haben. Man muß nur darauf achten, daß der Kaltreiz von kurzer Dauer ist. Bei der Bewegungstherapie müssen Überlastungen vermieden werden. Springen und Tragen von Lasten ist verboten. Auch Übergewicht ist eine vermeidbare „verbotene" Last! Völlige Ruhestellung ist aber auch falsch und begünstigt eine Versteifung der Gelenke. – Radfahren entlastet das Knie.

Die hier gemachten Vorschläge beziehen sich immer auf die Vorbeugung und den Beginn der Erkrankungen. Bei schweren Formen ist ärztliche Beratung und evtl. eine kombinierte Behandlung mit anderen Methoden dringend anzuraten.

Lexikon
der häuslichen
Kneipp-
Anwendungen

Abhärtung

Diese läßt sich nur erreichen durch ein systematisches Aktiv-Training nach dem Motto: Untätigkeit schwächt, Übung stärkt, Überlastung schadet. Wenn jemand völlig untrainiert ist, muß er mit diesen aktiven Übungen zur Erhaltung seiner Gesundheit vorsichtig beginnen.

Daher zunächst eine warme hydrotherapeutische Maßnahme, z. B. ein warmes Fußbad mit Zusatz von Fichtennadel. Anschließend 10 Minuten im Zimmer spazierengehen. Ebenso kann man ein Armbad mit Zusatz von Kneipp-Fichtennadeln oder Heublumen-Ölbad nehmen. Schon bald sollte man jedoch auf Wechsel-, Arm- oder Fußbäder übergehen und nach einigen Tagen kleine Wechselgüsse, z. B. Knie- oder Armguß, durchführen.

Im Laufe der Zeit langsamer Übergang zu kalten Anwendungen, besonders in der warmen, später aber auch in der kalten Jahreszeit. Voraussetzung dazu ist immer, daß der Körper warm ist, also z. B. nicht bei kalten Füßen eine kalte Anwendung. Wichtig bei allen diesen Maßnahmen ist, daß das behandelte Glied nicht abgetrocknet wird. Man streift lediglich das Wasser kurz mit der Hand ab, zieht dann wollene Strümpfe oder ein warmes Hemd an und macht 10 Minuten oder mehr irgendwelche Bewegungsübungen, z. B. schneller Spaziergang, Gymnastik aller Art, Bali-Gerät usw., damit ein angenehmes Wärmegefühl entsteht. Morgens kommt eine Trockenbürstung in Frage, die wenig Zeit in Anspruch nimmt. Alle Anwendungen sollen in Ruhe durchgeführt werden. Lieber eine Anwendung weniger als Hetze! Wassertreten ist ebenfalls eine leichte und zweckmäßige Maßnahme, die gern abends angewendet wird. Dreiviertelbäder einmal in der Woche mit Zusatz von Kneipp-Rosmarin-Ölbad zur Kreislaufanregung und kurzem kaltem Abguß nach Beendigung bereichern das Programm. Man soll überhaupt je nach Zeit und Möglichkeit verschiedene Anwendungen machen und damit durch die Verschiedenheit der Reize seinen Körper auf natürliche Weise trainieren. Taulaufen, Schneelaufen, Schwimmen und Sauna können ebenfalls nützlich sein. Aufenthalt im Freien, Ausgleichs-, kein Leistungssport (!) in frischer Luft, keine zu warme und luftundurchlässige Kleidung, Schlafen bei geöffnetem Fenster, genügend Frischluftzufuhr in den Wohn- und Arbeitsräumen sind Dinge, die oft nicht genügend beachtet werden. Bei den Bewegungsübungen kann man je nach Neigung weitgehend variieren. Spazierengehen, Wandern mit eingelegten Pausen, Radfahren, Gymnastik aller Art, verschiedene Sportarten (siehe Tabelle im allgemeinen Teil) kommen dafür in Betracht. Idealforderung: eine Stunde täglich Bewegung. Mehrere kleine Bewegungsübungen sind besser als eine Dauerleistung. Winke für die Alltagspraxis: Auto 500 m vor dem Arbeitsplatz stehen lassen. Anstelle des Fahrstuhles einige Treppen zu Fuß gehen. Klappfahrrad im Auto und in frischer Luft etwas Radfahren, auch wenn es nur 10 oder 15 Minuten sind. Hund anschaffen, den man täglich spazierenführen muß. Minimal-Forderung: Dreimal eine Minute Anstrengung mit jeweils dreimal eine Minute Pause. Am einfachsten wird diese Anstrengung durch schnelles Laufen, Hüpfen oder Treppensteigen erreicht. Als Maß kann dienen, daß man mit der Nasenatmung nicht mehr auskommt und die Mundatmung zu Hilfe nehmen muß. Auf diese Weise wird ein Intervalltraining nachgeahmt. Ganz falsch ist es, ohne Training Spitzenleistungen vollbringen zu wollen. Wenn z. B. ein im Büro tätiger Mann, der das ganze Jahr keinen Sport betreibt, bei Touropa einen Skiurlaub für 14 Tage bucht und meint, er müsse diesen Urlaub voll ausnützen, sofort die Skier unterschnallen, anstrengende Bergtouren machen, kann er schwere Gesundheitsschäden setzen, die nicht selten in Verbindung mit der klimatischen Umstellung zum Herzinfarkt (als Urlaubs- oder Sonntagsinfarkt bekannt) führen können.

Auch mit einer Kur im Jahr und die übrige Zeit ohne Rucksicht auf die Gesundheit arbeiten und hetzen, ist wenig geholfen. Kur und gesundheitsbewußtes Leben im Alltag müssen sich ergänzen und führen dann zu der heute so notwendigen Abhärtung, zur Vorbeugung von Krankheiten und dadurch zu erhöhter Lebensfreude. Dazu gehören neben dem körperlichen Training die Beachtung des natürlichen Lebensrhythmus mit dem Wechsel von Aktivität und Entspannung. Letztere ist besonders wichtig und kommt heute leicht zu kurz. Nur wenn man die nötige Ruhe findet, kann man das Leben wirklich genießen.

Eine natürliche Ernährung in Form der beschriebenen Kneipp-Kost, Vermeidung überhöhter Kalorienzufuhr ergänzen diese Bemühungen. Zusätzlich kommen noch – besonders in der kalten Jahreszeit – Pflanzensäfte in Frage.

Abhärtung und Krankheitsvorbeugung im Alter

Die Regulations- und Anpassungsfähigkeit des alten Menschen ist herabgesetzt. Deshalb müssen alle Abhärtungsmaßnahmen behutsamer durchgeführt werden. Das gilt auch für die Kneipp-Therapie.

Der letzte Teil des im vorigen Kapitel zitierten Satzes „Überlastung schadet" muß besonders beachtet werden. Deshalb wird man mit den Wasseranwendungen vorsichtig beginnen und Zahl und Stärke nur ganz allmählich steigern. Aber auch hier wird man langsam von warmen Anwendungen zu wechselwarmen und schließlich kalten Maßnahmen übergehen. Besonders im Sommer wird man kalte Anwendungen bevorzugen, aber später auch im Winter – vorausgesetzt, daß der Körper vor der Anwendung gut durchwärmt ist. Die dafür in Frage kommenden Kneipp-Wasseranwendungen sind die gleichen wie die des vorigen Kapitels.

Ein Leistungssport müßte streng gemieden werden. Auch sportlich noch aktive alte Menschen sollten lediglich einen Ausgleichssport betreiben. Nach dem Motto „Der beste Weg zur Gesundheit ist der Fußweg" wird die Bewegungstherapie hauptsächlich im Spazierengehen und kleinen Wanderungen bestehen. Außerdem kommt Gymnastik aller Art, Bali-Gerät und als Sport Golfspielen in Betracht. Der Bedarf des alternden Menschen an Vitaminen ist erhöht. Präparate mit Vitaminen und Spurenelementen sind daher zu empfehlen.

Die Ernährung des alternden Menschen soll reich an fettarmem Eiweiß und reich an frischer Pflanzenkost, Vollkornerzeugnissen, Obst usw. sein, wie es etwa in der Kneipp-Kost angegeben ist. Bei Neigung zu Blähungen und Magenbeschwerden muß man evtl. mit Rohkost und allzu groben Gemüsen und Vollkornprodukten zurückhaltend sein. Bei Neigung zu Blähungen und seinen Folgeerscheinungen: Fenchel, Kümmel, Pfefferminz, Enzian Kneipp®-Flatuol 1–2 Tabletten nach jeder Mahlzeit. Ein besonders gut verträgliches Vollkornbrot ist z. B. Achimer. Eine gute Ergänzung – wiederum besonders im Winter – bilden die Pflanzensäfte (Weißdorn, Mistelsaft, Rosmarinsaft), die unter Belassung der natürlichen Wirkstoffe reich an Vitaminen sind. Neben dem körperlichen Training gehört gerade im Alter zur Erhaltung der Gesundheit auch ein geistiges Training und eine Einstellung der noch im Alter vorhandenen Möglichkeiten auf ein sinnvolles Leben im Rahmen der von Kneipp geforderten „Lebensordnung".

Gerade in neuerer Zeit wird von Wissenschaftlern darauf hingewiesen, daß im Alter eine geistige Tätigkeit für die Erhaltung der allgemeinen Körperfunktionen wichtig ist. Das heißt, daß man im Alter nicht nur seinen Körper durch ein eben beschriebenes Training „fit" halten, sondern auch seinen Geist durch aktives Training funktionsfähig halten soll. Man soll also nicht nur passiv vor dem Fernseher sitzen oder sonstige Informationen mehr oder weniger gedankenlos aufnehmen, sondern sich – zumindest mit einigen Problemen – aktiv auseinandersetzen. Auf welchem Gebiet sich diese geistige Aktivität entfaltet, kann weitgehend den Neigungen des jeweiligen Menschen entsprechen. Die Hauptsache ist, daß es irgendwie und irgendwo stattfindet. Dabei fällt es dem alternden Menschen leichter als dem jungen, einen natürlichen Lebensrhythmus einzuhalten, das heißt

Wechsel von Aktivität, Entspannung, Muße usw. und abends Vorbereitung auf die trophotrope Erholungsphase in der Nacht und auf den Schlaf durch Entspannung zu achten, wobei ein Gläschen Alkohol – z. B. ein Gläschen Honigmet (nicht für den Diabetiker!) – sicher nicht schadet. Gerade der alte Mensch sollte die Nacht nicht zum Tag machen, sondern früh zu Bett gehen und morgens nicht zu spät aufstehen. Bei nervösen Menschen ist außerdem etwas Hopfen und Baldrian in Form von Tee oder Tabletten zu empfehlen. (Z. B. Seda-Kneipp®-Dragees oder Kneipp®-Nerventee.)

Abmagerung

Bei deutlicher Abmagerung ist in jedem Fall Vorsicht geboten, da sie Ausdruck einer noch nicht erkannten, vielleicht ohne Schmerzen einhergehenden ernsten Erkrankung sein kann. Bei jungen Menschen muß man daneben an seelische Konflikte und bei alten in erster Linie an bösartige Erkrankungen denken. Es ist daher dringend zu empfehlen, zunächst den Arzt aufzusuchen, damit er den Grund der Abmagerung feststellt. Im Rahmen der von ihm angeordneten Behandlung kommen zur Unterstützung gegebenenfalls die hier gegebenen Vorschläge der Kneipp-Therapie in Frage.
Alle Kneipp-Maßnahmen wird man mit Zurückhaltung durchführen, da der Organismus durch die Abmagerung bereits geschwächt ist. An Wasseranwendungen sind daher nur kleine Waschungen, Wechsel- oder warme Fuß- bzw. Armbäder unter Zugabe von Rosmarin-, Lavendel- oder Fichtennadel-Badezusatz zur Anregung zweckmäßig. Daneben können kleine Wickel, evtl. eine Heublumenauflage, einmal in der Woche vielleicht auch ein Fichtennadel-Dreiviertelbad verabfolgt werden. Im Sommer kommt evtl. ein kurzer kalter Guß, ein kaltes Armbad oder auch Wassertreten in Frage.
Die Bewegungstherapie muß ebenfalls behutsam durchgeführt werden. Aufenthalt in frischer Luft ist sehr gut, ausgesprochene Sonnenbäder dagegen weniger.

Die Kost soll kohlehydratreich und fettarm sein. Häufige kleine, leicht verträgliche, evtl. gut gewürzte Mahlzeiten, die auch für das Auge angenehm zubereitet sein sollen, z. B. Kraftsuppen, Bürcher-Müsli, Nudeln aus Vollkorn, Reis, Kartoffeln und Eiweiß in Form von Quark, Eiern, Fisch usw.

Zum Schluß sei nochmals auf die Wichtigkeit der ärztlichen Untersuchung hingewiesen. So eignet sich z. B. eine Abmagerung, die durch eine Überfunktion der Schilddrüse bedingt ist, wenig oder gar nicht für die Kneipp-Therapie. Es kann im Gegenteil, wenn sie zu intensiv durchgeführt wird, eine Verschlimmerung eintreten.
Zu Appetitanregung sind Bitterstoffe, sogenannte Amara, z. B. Kneipp®-Magentrost, zweckmäßig. Außerdem sind vitaminhaltige Pflanzensäfte, z. B. Sanddornsaft, zu empfehlen.

Arthrosis

Die Arthrosis befällt besonders gern die Knie- und Hüftgelenke. Sie ist ein langwieriges Leiden, das zu Schwellungen – besonders in den Kniegelenken – und Versteifungserscheinungen mit mehr oder weniger starken Schmerzen und Gehbehinderungen führt. Immer ist zunächst eine ärztliche Untersuchung notwendig, um Ursache und Grad der Erkrankung festzustellen. Danach richtet sich die spezielle Behandlung, die sehr unterschiedlich sein kann. Als Ergänzung leistet die Kneipptherapie gute Dienste.
Bei der Hydrotherapie wird man warme Maßnahmen bevorzugen, z. B. Dreiviertelbäder mit Zusatz von Heublumen oder Wacholder, heiße Packungen, z. B. Heupack. Das befallene Gelenk sollte mehrmals täglich mit einer durchblutungsfördernden Salbe eingerieben werden. Bei akuter Verschlimmerung oder bei einem Reizerguß kommen kalte Wasseranwendungen in Form von kalten Güssen oder auch eine Lehmpackung in Frage.
Bei der Bewegungstherapie sind Dauerleistungen zu vermei-

den. Häufige kurze Belastungen und Übungen sind die Methode der Wahl. Springen und Tragen von schweren Lasten sind schädlich. Übergewicht ist eine ständige, sehr schwere Last!!! Gutes Schuhwerk wichtig!
Ernährung nach den im allgemeinen Teil angegebenen Richtlinien. Gegebenenfalls Reduktionskost mit 1200 bis 1500 Kalorien. – Dazu Pflanzensäfte.

Asthma bronchiale

Ärztliche Überwachung unbedingt notwendig! Häusliche Maßnahmen zur Unterstützung der übrigen Behandlung: Beginn mit kleinen, zunächst warmen Anwendungen, z. B. ansteigendes Fußbad, Fußbad mit Kräuterzusätzen, z. B. Fichtennadeln, Melisse, Thymian usw., dann Wechsel-Teilbäder und Güsse und später in erster Linie kalte Anwendungen wie Knieguß, Armguß, Brustguß, evtl. auch Schenkelguß im Rahmen einer allgemeinen Abhärtung. Mit Wikkeln, insbesondere Brustwickeln, ist Vorsicht geboten, da sie häufig Beklemmungsgefühl verursachen. Ebenso soll man mit Vollbädern zurückhaltend sein. – Halb- oder Dreiviertelbäder mit Thymian.
Bewegung in frischer Luft, Atemgymnastik und Entspannungsübungen sind wichtig. Leichter Sport, Wandern usw. nützlich. An Naturarzneien stehen verschiedene Teemischungen mit schleim- und krampflösender Wirkung zur Verfügung (Kneipp®-Hustentee). Das gleiche gilt für pflanzliche Hustensäfte. Außerdem kann man den Brustkorb mit Thymian, Eukalyptus und andere ätherische Öle enthaltenden Salben einreiben. Bei der nicht selten vorhandenen allgemeinen Unruhe und Nervosität ist eine Kombination von Baldrian und Hopfen angezeigt.

▷ *Diät:* Grundkost, evtl. Versuch der Umstimmung durch Rohkost, Saftfasten, Reistagen oder Weizengel.
▷ *Merke:* Asthma bronchiale ist eine Erkrankung, deren Ursachen sehr verschieden sein können. Im Verlauf derselben kommt es oft zu einer Überlastung des Herzens und

zu einer Einschränkung der Lungenfunktion. Ärztliche Behandlung und Beobachtung ist deshalb unbedingt notwendig.

Bandscheibenschaden (Hexenschuß)

Für die häusliche Behandlung der Bandscheibenerkrankungen der Wirbelsäule gelten im wesentlichen die in dem Kapitel „Arthrosis" angeführten Maßnahmen. Ärztliche Untersuchung zu Beginn ist notwendig, um andere Erkrankungen nicht zu übersehen. Bei akuten Zuständen Versuch mit kurzen kalten Maßnahmen. Sonst vorwiegend warme oder heiße Anwendungen auf die schmerzhaften Stellen der Wirbelsäule. Es gibt zahlreiche spezielle Behandlungsverfahren wie Chiropraktik, Überwärmungsbäder, Unterwassermassage, elektrische Applikationen usw., die vom Arzt verordnet und in einem entsprechenden Institut verabfolgt werden.
Auf eine harte Unterlage im Bett muß geachtet werden. Die Kneipp-Therapie läßt sich mit allen anderen Behandlungsmethoden gut kombinieren und verstärkt deren Wirkung.
Als warme bzw. heiße Anwendung eignet sich der Heupack in besonderem Maße. Warme Teil- oder Voll- bzw. Dreiviertelbäder sollten mit Zusatz von Heublumen oder Wacholder genommen werden. Temperatur 37 bis 38 Grad, Dauer 10 bis 15 Minuten. Zusätzlich sind Einreibungen mit schmerzlindernden und durchblutungsfördernden Salben zweckmäßig.

Blasenentzündung

Ursache muß ärztlich geklärt werden, da harmlose und ernste Erkrankungen ähnliche Beschwerden hervorrufen können. Oft ist eine antiinfektiöse, gelegentlich auch eine chirurgische, bzw. urologische Behandlung notwendig. Ergänzt werden kann eine derartige Behandlung durch Wärmeanwendungen aller Art, wie Heublumensack auf die Blase, Sitzbäder mit Heublumen.

130

Für reichliche Flüssigkeitszufuhr muß gesorgt werden. Am besten in Form von Teemischungen mit antibakterieller Wirkung. – Kneipp®-Nieren-Blasen-Tee. Bärentraubenblätter, Krappwurzel, Birkenblätter, Zinnkraut.

Ebenso ist für warme Kleidung in der Blasengegend Sorge zu tragen. Das gilt in erster Linie für Frauen.

Eine spezielle Kost ist – bis auf Ausnahmen, die vom Arzt verordnet werden – nicht notwendig.

Es gibt nicht selten rein nervös bedingte Blasenbeschwerden, die sogenannte „Reizblase". Dabei hat sich die Kneipp-Therapie besonders bewährt. Auch hier stehen warme Wasseranwendungen im Vordergrund. Kalte Maßnahmen kommen erst viel später, nach Abklingen der Beschwerden, im Sinne einer allgemeinen Abhärtung in Betracht. Zuvor gibt man Wechselgüsse und Wechselteilbäder. Neben dem schon erwähnten Heupack kommen in erster Linie Teil- oder Voll- oder Dreiviertelbäder mit Melisse, Lavendel, Heublumen zur Anwendung. An Naturarzneien ist zur Dämpfung der Krampfbereitschaft und des häufigen Harndranges eine Kombination von Baldrian und Hopfen zu empfehlen, z. B. Seda-Kneipp®.

Blutarmut

Zunächst muß die Ursache der Blutarmut geklärt werden. Dazu ist immer eine gründliche ärztliche Untersuchung notwendig, da die verschiedensten Krankheiten mit einer Blutarmut einhergehen können. Vor einer Selbstbehandlung von Blutarmut jeglicher Art muß daher gewarnt werden.

Zur Unterstütung der ärztlichen Behandlung kann man im Sinne einer allgemeinen Kräftigung *leichte* Wasseranwendungen machen, z. B. abends ein Fußbad mit Heublumen oder mit Kneipp®-Fußbadesalz, vormittags einen Wechsel-Arm- oder Kniguß, Wassertreten in der Badewanne bei 16 bis 18 Grad, 10 bis 15 Sekunden. Kaltanwendungen werden bei Blutarmut häufig nicht gut vertragen, man soll daher im allgemeinen warme und wechselwarme Maßnahmen bevorzugen. Die Ernährung soll reichlich Frischkost, Gemüse,

Pflanzensäfte und hochwertige Eiweißträger enthalten (Milch, Quark, Leber, mageres Fleisch, Fisch usw.). Eine spezielle Diät ist nicht notwendig. Pflanzensäfte mit hohem Vitamingehalt sind zu bevorzugen.
Die Bewegungstherapie soll ebenfalls schonend und maßvoll durchgeführt werden, da bei einer Blutarmut der Körper geschwächt ist.

▷ *Merke:* Bei jeder Blutarmut Arzt hinzuziehen!!!

Blutdruck

a) zu hoher Blutdruck (Hypertonie)
Bei jeder Erhöhung des Blutdruckes (obere Grenze des Normalen: 140/90) ist eine ärztliche Untersuchung zur Feststellung des Grades und der Ursache des Blutdruckanstiegs notwendig. Die Kneipp-Therapie wirkt *regulierend* auf den Blutdruck, so daß sie mit Erfolg sowohl bei zu hohem wie zu niedrigem Druck eingesetzt werden kann. Manchmal gelingt es schon allein durch diese Therapie, den Blutdruck zu normalisieren. Es gibt aber auch Formen des Hochdruckes, die unbedingt einer medikamentösen Behandlung unter Aufsicht des Arztes bedürfen. Wenn die Leistungsfähigkeit des Herzens nicht eingeschränkt ist, kann jedoch auch hier die Kneipp-Therapie als Ergänzung sonstiger Behandlungsmaßnahmen gute Dienst leisten.
Man beginnt mit kleinen, zunächst warmen, später wechselwarmen und auch kalten Anwendungen. Mit ansteigenden Fuß- und Armbädern, Trockenbürstungen, Teil- oder auch Dreiviertelbädern mit Kräuterzusätzen (Melisse, Baldrian, Hopfen) wird man die Therapie einleiten. Dann folgen Wechsel-Teilbäder, in erster Linie Arm- und Fußbäder und Wechselgüsse, z. B. WKn, WAg und auch WS. Dazwischen immer wieder warme Teilbäder mit Kräuterzusätzen. Man soll von den zahlreichen Möglichkeiten der Anwendungsarten reichlich Gebrauch machen. Wassertreten, Taulaufen und auch Sauna kommt in Frage, letztere allerdings nur, wenn der Blutdruck nicht über 180/110 beträgt.

Gymnastik und Bewegungstherapie gehören wie immer dazu. Ebenso leichter Sport (siehe Tabelle Seite 72), kein Leistungssport, Ruhepausen beachten, keine Hetze(!), evtl. Entspannungsübungen, autogenes Training usw.

Naturarzneien: Dem Mistelsaft wird seit langem eine blutdrucksenkende Wirkung zugeschrieben. Weißdornsaft hat sich zur Unterstützung des Herzens bewährt. Bei Neigung zu Unruhe und Nervosität Baldrian und Hopfen.

b) zu niedriger Blutdruck (Hypotonie)

Nicht jeder niedrige Blutdruck bedarf einer Behandlung. Es ist bekannt, daß Sportler oft einen niedrigen Blutdruck von 100 oder 105/65 oder 70 haben und sich dabei sehr wohl fühlen. Nur wenn Beschwerden wie Schwindel, Ohnmachtneigung, Schwächeanfälle usw. auftreten, ist eine Behandlung angezeigt. Diese Beschwerden können auch auftreten, wenn der Blutdruck im Liegen eine normale Höhe hat, aber im Stehen deutlich absinkt. Man nennt das hypotone Kreislaufregulationsstörungen. Es kommt dabei zu einer vorübergehenden Mangeldurchblutung des Gehirns mit den oben angeführten Beschwerden. Diese treten besonders nach längerem Stehen, bei schwüler Luft in geschlossenen Räumen usw. auf. Häufig sind junge, kreislauflabile Menschen davon betroffen. Es kann also sein, daß jemand mit einem Blutdruck von nur 105 mmHg im Liegen nicht behandlungsbedürftig ist, während jemand mit einem Druck von 120 mmHg im Liegen behandelt werden muß, wenn eine hypotone Regulationsstörung vorliegt. Die Kneipp-Therapie mit ihrem regulierenden Einfluß auf die Kreislaufzentren eignet sich in besonderem Maße zur Behandlung.

Eine echte konstante arterielle Blutdruckerniedrigung mit Werten um 90/60 ist verhältnismäßig selten und erfordert eine eingehende ärztliche Untersuchung und Behandlung. Insgesamt ist bei Neigung zu „Kreislaufstörungen" mit Schwindelanfällen und sonstigen Beschwerden eine Kneipp-Therapie sehr zu empfehlen. Blutdrucksteigernde Medikamente sollte man nur bei akuten Schwächezuständen verwenden.

Bei den Wasseranwendungen beginnt man mit kleinen Maßnahmen, z. B. einem Wechsel-Arm- oder -Fußbad. Ansteigende Bäder sind nicht zu empfehlen. Man soll im Gegenteil möglichst bald zu kurzen kleinen Kaltreizen übergehen. Ab, Fb, Wtr, Kn, Ag seien hier genannt. Dazwischen kann man Teilbäder mit Rosmarin, Fichtennadeln oder Lavendel einschalten. Als Dauerbehandlung stehen aber kalte Maßnahmen im Vordergrund. Zurückhaltung ist bei Vollbädern geboten.

Spiel und Sport in frischer Luft, Gymnastik ist ein wichtiger Bestandteil der Therapie (siehe Anweisungen im allgemeinen Teil), Schwimmen und allgemeine Abhärtung ist zweckmäßig. Langes Stehen und lange Sonneneinstrahlung vermeiden. Kopfbedeckung bei Sonne!

▷ *Naturarzneien:* Verwende Rosmarin als Wein oder Pflanzensaft.

▷ *Untergewicht:* Bitterstoffe zur Appetitanregung und besseren Verträglichkeit der Speisen.

▷ *Diät:* Kneipp-Kost. Bei Untergewicht für Zunahme bis zum Normalgewicht sorgen!

Blutreinigung

Blutreinigungskuren sind im Frühjahr manchenortes sehr beliebt.

Es ist in der Tat so, daß man nach einem langem Winter das Bedürfnis hat, etwas für die Gesundheit zu tun. Dafür bietet sich in besonderem Maße die Kneipptherapie an.

Man soll zunächst mit kleinen wechselwarmen Anwendungen beginnen. Ab, Fb, Wab, WFb, Wkn, Ag, Gesichtsguß (kalt) Okw, Ukw oder Trockenbürsten. Mehr als zwei Anwendungen am Tag werden nicht durchführbar sein. Es soll ja keine Hetze werden. Einmal in der Woche sollte ein Vollbad mit Rosmarin genommen werden. Wenn genügend Zeit vorhanden ist, sollte man einmal ein „Schwitzbad" machen. (Ganzwickel, 1½ Stunden). Dazu trinkt man, um das Schwitzen zu erleichtern, Lindenblütentee. Anschließend Abtrocknung und 30–45 Minuten Ruhe.

Im Anschluß an Wasseranwendungen sollen schnelles Gehen oder gymnastische Maßnahmen vorgenommen werden. Dauer etwa 10–15 Minuten. Einmal in der Woche eine Sauna ist wünschenswert.

Bei der Ernährung sollte Frischkost mit Obst, Gemüse aller Art, Kartoffeln und insgesamt ballaststoffreiche Kost bevorzugt werden.

Bei Neigung zu Darmträgheit ist eine Ernährung mit Ballaststoffen eine gute Hilfe. Dabei soll man möglichst 2 Liter Wasser pro Tag zu sich nehmen. Eine weitere Hilfe ist die Obstipations-Gymnastik (S. 137). Ebenso ist es mit den pflanzlichen Heilkräutern wie Rhabarber, Wacholderbeeren, Pfefferminzblätter, Birkenblätter, Sennesblätter, Aloe etc., die die Darmtätigkeit anregen. Diese sollten aber nicht ständig gegeben werden.

Im Volksmund spricht man von „Blutreinigung" und fühlt sich dabei insgesamt frischer. Manche Schlacken werden ausgeschieden und man fühlt sich wohler.

Bronchitis

a) akuter Bronchialkatarrh

Ein akuter Bronchialkatarrh tritt meistens im Rahmen eines Erkältungsinfektes auf. Die Kneipp-Behandlung entspricht daher im wesentlichen derjenigen bei Erklätungsinfekten (siehe entsprechendes Kapitel).

Um die Wirkung des Brustwickels zu verstärken, kann man Quark oder Senfmehl dem Wickel zugeben. Hustensäfte mit Thymian, Anis und anderen Pflanzen haben sich gut bewährt, ebenso Teemischungen mit ähnlichen Drogen und Einreiben des Brustkorbes mit thymian-, latschenkiefer-, eukalyptushaltigen Salben. Neuerdings wurde in eingehenden experimentellen Untersuchungen festgestellt, daß die in Hustentees (z. B. Kneipp®-Hustentee) befindlichen Drogen eine deutliche schleimlösende, auswurffördernde und antibakterielle Wirkung haben.

Wenn hohes Fieber auftritt, immer an eine Lungenentzündung denken und Arzt hinzuziehen!

b) chronische Bronchitis
Die chronische Bronchitis ist eine Erkrankung, die eine genaue Untersuchung erfordert, da die Ursachen sehr verschieden sein können und nicht selten eine intensive spezielle Behandlung notwendig ist. Als Ergänzung sonstiger therapeutischer Maßnahmen haben sich milde Kneipp-Anwendungen gut bewährt. Man beginnt mit einem Fußbad mit Zusatz von Rosmarin oder Thymian, auch ein ansteigendes Fußbad kann man nehmen. Morgens eine Trockenbürstung des Oberkörpers, nachmittags ein WKn, später auch WAg, Wechselteilbäder und allmählicher Übergang zu kalten Maßnahmen im Sinne einer Abhärtung. Zwischendurch Halb- und Dreiviertelbäder mit Thymian. Hustensäfte mit Thymian und anderen Pflanzen haben sich gut bewährt, ebenso Teemischungen mit ähnlichen Drogen und Einreiben des Brustkorbes mit Salben, die ätherische Öle enthalten.
Bewegung und Atemgymnastik in frischr Luft! Wandern, leichter Sport, langsame Abhärtung. Eine spezielle Kost ist nicht notwendig.

▷ *Merke:* Hinter einer chronischen Bronchitis können sich ernste Erkrankungen verbergen. Daher rechtzeitige ärztliche Untersuchung.

Darmträgheit (Obstipation)

Die Darmträgheit ist ein weitverbreitetes Leiden. Häufig trägt die Lebensweise erheblich dazu bei. Es gibt eine Unzahl von Abführmitteln mit mehr oder weniger starker Wirkung, die leicht zur Gewöhnung führen, so daß man ständig diese Mittel nehmen muß und im Laufe der Zeit oft zu stärkeren Medikamenten greift, die dann leicht Reizerscheinungen des Darmes verursachen.
Am besten bewährt sich das Zusammenwirken von Natur-

arzneien, Wasseranwendungn, Bewegungsübungen, Diät und Lebensordnung, wie sie in der Kneipp-Therapie verwirklicht wird. Dabei soll man in erster Linie den allgemeinen regulierenden Effekt ausnutzen.

An Naturarzneien eignen sich für die Darmbehandlung in erster Linie sogenanne Quellmittel, z. B. Spitzwegerich, Leinsamen, Weizenkleie, da sie den Stuhl vergrößern und geschmeidig machen und so auf natürliche Weise die Entleerung anregen.

Für mehr akute Verstopfung kommen in erster Linie pflanzliche Abführmittel, Pillen oder Dragees und entsprechende Teemischungen in Frage, z. B. Kneipp-Abführ-Dragees oder Kneipp-Wörisetten®.

Bei den Wasseranwendungen kommt fast die ganze Skala der möglichen Maßnahmen in Frage. Neben den üblichen Güssen und Bädern kann man ab und zu einen Heupack auf den Leib, ein ansteigendes Sitzbad, später auch ein Wechsel- oder ein kaltes Sitzbad nehmen. (Wenn keine Sitzbadewanne vorhanden, Halbbad, das in jeder Badewanne durchgeführt werden kann.) Die Bewegungsübungen entsprechen den im allgemeinen Teil gegebenen Richtlinien. Dazu kann man evtl. Bindegewebsmassage, Leibmassage und eine spezielle Leibgymnastik anwenden.

Obstipations-Gymnastik

Übung	Ausführung	Absicht
1. Radfahren	In entspannter Rückenlage Beine anheben und Radfahrbewegung	Anspannung der unteren Bauchmuskeln
2. Oberkörper anheben	In entspannter Rückenlage Oberkörper anheben, ohne Abstützen mit Armen oder Händen	Anspannung der oberen Bauchmuskeln

Übung	Ausführung	Absicht
3. Die gebeugten Knie jeweils in die rechte und linke Flanke legen	Arme seitlich gespreizt, Rücken-lage, Knie angezo-gen, Fußsohlen aufgesetzt, Knie weit nach rechts und links herüberlegen	Belastung der Flankenmuskulatur
4. Anheben des Gesäßes und tief einatmen. Beim tiefen Ausatmen Anpressen des Gesäßes an die Unterfläche	Mehrmals tief ein- und ausatmen. Dann beim Einatmen das Gesäß hochheben und den Unterbauch vorstrecken. Beim Ausatmen Gesäß senken und an die Unterlage pressen	Starke Massage-einwirkung auf den Bauchinhalt durch extreme Zwerchfell-bewegung, Aufblä-hen des Bauches bei der Einatmung und Einziehen des Bau-ches bei der Aus-atmung mit Pressen gegen die Unterlage
5. Übungen der Darm-Muskulatur	In sitzender Haltung Fußsohlen anein-anderlegen. Knie spreizen, dann für mehrere Sekunden Gesäß, Damm und Unterbauchmusku-latur kräftig anziehen und wieder lockern	Stärkung der Muskulatur des Beckenringes. Anregung des Dickdarms

Ebenso wichtig ist die Einhaltung eines natürlichen Le-bensrhythmus mit täglichem Gang zur Toilette zur gleichen Zeit. Der Darm muß zur Regelmäßigkeit erzogen werden. Bei sitzender Lebensweise sind häufige Bewegungsübungen besonders wichtig.

▷ *Ernährung:* Die Nahrung sollte möglichst „schlacken-reich" sein. Je schlackenreicher die Kost, desto weicher und regelmäßiger der Stuhl. Dann reichlich Flüssigkeit zusetzen (Gemüsesuppe, Buttermilch, Fruchtsäfte usw. – insgesamt etwa 2 bis 3 Liter Flüssigkeit). Das völlige Verschwinden der Verstopfung unter dem allgemeinen Zwang zur reichlichen Aufnahme einer groben pflanzlichen Kost während der Notjahre 1943–1947 hat das eindrucksvoll demonstriert.

In der folgenden Tabelle ist der Rohfasergehalt einiger Lebensmittel angegeben:

Fleisch, Fett, Milcherzeugnisse, Eier, Zucker 0,0%
Weizenfeinmehl, Weizenfeinbrot, Feinmehlback- und
Teigwaren 0,1%
Weizenschrot, Roggenschrot . . . . ca. 2,0%
Vollkornbrot 1,5%
Kleie-Spezialbrot 4,0–6,0%
Haferflocken 1,0%
Weizenkeime 2,5%
Leinsamen . . . . ca. 6,0%
Weizenkleie . . . . ca. 10,0%
Äpfel, Pfirsiche, Kirschen, Pflaumen, Orangen . . . . ca. 0,5%
Birnen, Erdbeeren, Stachelbeeren . . . . ca. 1,0%
Trockenobst (Backobst) 2,0–4,0%
Kartoffeln, Spinat, Endiviensalat, Kopfsalat 0,6–8,0%
Karotten, Kohlrabi, Rotkohl, Blumenkohl . . . . . . ca. 1,0%
Steckrüben, Weißkohl, Grünkohl, Rosenkohl . . . . . ca. 1,5%
grüne Bohnen, Pilze, grüne Erbsen, Schwarzwurzeln . ca. 2,0%
weiße Bohnen, Trockenerbsen, Linsen . . . . ca. 3,5%

▷ *Merke:* Bei hartnäckiger, nicht oder nur sehr schwer zu bessernder Verstopfung Arzt zu Rate ziehen, damit eine andere ernste Erkrankung als Ursache dieser Verstopfung nicht übersehen wird.

Diabetes

Jede Zuckererkrankung erfordert ärztliche Überwachung. Je nach Schweregrad muß eine „Einstellung" mit einer genau festgesetzten Diät, Tabletten und evtl. Insulin vorgenommen werden. Die Menge der täglich erlaubten Kohlenhydrate (auch Weißbroteinheiten genannt), der Fette und des Eiweißes wird vom Arzt angegeben. Bei der Diät sollten aber Vollkornerzeugnisse, Frischkost und insgesamt die Prinzipien der Kneipp-Kost berücksichtigt werden.

Eine Unterstützung der speziellen Diabetes-Therapie mit Kneipp-Maßnahmen ist dringend anzuraten. Man weiß z. B., daß durch körperliches Training die „Glukose-Toleranz" heraufgesetzt wird, d. h., daß der Organismus bei körperlicher Tätigkeit mehr Kohlenhydrate verarbeitet, daß man also mehr Brot essen oder die Dosis der Tabletten oder des Insulins herabsetzen kann. Selbstverständlich darf das nur unter ärztlicher Aufsicht geschehen.

Auch für die gefürchteten Gefäßkomplikationen ist die Kneipp-Therapie eine ideale Vorbeugungsmaßnahme. Bei den Wasseranwendungen soll man die Vielzahl der möglichen Anwendungen voll ausnützen. Neben warmen Teil- und Vollbädern soll man mit zunehmendem Training über Wechselanwendungen zu kalten Maßnahmen, kalten Teilbädern, Güssen, Waschungen, Wassertreten, Taulaufen usw. übergehen. Bei schon vorhandener Neigung zu arteriellen Durchblutungsstörungen sind ansteigende Teilbäder und warme Bäder mit Heublumen, Rosmarin oder Fichtennadeln zu bevorzugen. Vieles deckt sich im übrigen mit den beim Kapitel Abhärtung beschriebenen Maßnahmen. Dasselbe gilt für die Bewegungstherapie.

Als Ergänzung der Diät sind speziell für Diabetiker zubereitete Pflanzensäfte mit geringem Kohlenhydratgehalt zweckmäßig.

Durchblutungsstörungen

1. Arterielle Durchblutungsstörungen

Man unterscheidet „funktionelle", mehr durch nervöse Kreislaufregulationsstörungen bedingte, und „organische" arterielle Durchblutungsstörungen. Erstere kommen häufig bei jungen Menschen, insbesondere Mädchen und jungen Frauen vor, letztere treten bevorzugt bei älteren Männern auf und führen über kurz oder lang zu einem völligen Verschluß einer Arterie (Schlagader).

a) „*funktionelle"* *Durchblutungsstörungen*

Die Beschwerden bei diesen Durchblutungsstörungen bestehen in kalten Händen oder Füßen, Absterben der Finger bei Kälte, blaurote Verfärbung der Hände oder Füße usw. Zumeist handelt es sich um „vegetativ-labile" Personen mit Neigung zu Kreislaufstörungen.

Bei der Behandlung spielt die Kneipp-Therapie eine wichtige Rolle. Sie ist der medikamentösen Therapie überlegen. Im Vordergrund stehen warme Wasseranwendungen. Man beginnt mit ansteigenden Fuß- oder Armbädern, die man im Wechsel mit Rosmarin-, Heublumen- oder Fichtennadeln-Kräuterzusätzen nehmen kann. Auch ein Heupack auf die Lendenwirbelsäule (reflektorische Wirkung) ist zu empfehlen. Allmählich kann man – je nach Verträglichkeit – auf wechselwarme Teilbäder und Güsse und schließlich auch auf kurze Kaltreize übergehen. Oft besteht jedoch eine vermehrte Empfindlichkeit gegen Kälte, so daß insgesamt Vorsicht geboten ist. So muß man auch bei den Warmanwendungen auf die sonst übliche kalte Abwaschung oder Abgießung als Abschluß der Anwendung evtl. verzichten. Die Sauna kommt ebenfalls in Frage, allerdings sollte man das abschließende kalte Tauchbad besser durch einen kurzen kalten Abguß ersetzen.

Bezüglich der Kleidung soll man sich vor Kälte schützen. Das gilt besonders für Frauen. Warme Handschuhe, Wollsocken, warmes Schuhwerk sind im Winter unbedingt notwendig! Ein weiterer wichtiger Punkt sind die Bewegungsübungen nach den Wasseranwendungen. Körperliche Bewegung durch Gymnastik, Laufen, Hüpfen, Springen oder was es auch sein mag, fördert die arterielle Durchblutung und unterstützt in hohem Maße die Wasseranwendungen. Bindegewebs-Massage kann nützlich sein.

▷ *Diät:* Kneipp-Kost, etwas Alkohol ist erlaubt, Rauchen aber verboten. An Naturarzneien empfiehlt sich Baldrian und Hopfen wegen der meist vorhandenen Labilität des vegetativen Nervensystems. Außerdem zur Kreislaufanregung Rosmarinpflanzensaft und Paprikasaft.

b) *„organisch" bedingte arterielle Durchblutungsstörungen*
Sie treten vorzugsweise an den Beinen auf. Betroffen sind in
erster Linie Männer mittleren und späteren Lebensalters.
Die Beschwerden äußern sich in Müdigkeit oder Schmerzen
bei schnellem oder Bergaufgehen, die zum Stehenbleiben
zwingen. In Ruhe läßt der Schmerz nach kurzer Zeit nach,
tritt aber bei weiterem Gehen wieder auf. In schwereren
Stadien der Erkrankung kommt es zu Schmerzen auch in
Ruhe, besonders im Bett, zu blauroten Verfärbungen der
Füße, zu schlecht heilenden Entzündungen und schließlich
zum Absterben eines Gliedes (Altersbrand). Die Grundkrankheit ist in erster Linie eine Arteriosklerose. Eine Diabetes begünstigt diese Erkrankung.

▷ *Merke:* Beim Auftreten dieser Beschwerden und bei jedem Verdacht auf eine derartige Durchblutungsstörung
muß unbedingt der Arzt aufgesucht werden!

Da es sich um eine gefährliche Erkrankung handelt, die
nicht selten zur Amputation eines Beines führt, ist laufende
ärztliche Kontrolle notwendig! Diese Kontrolle ist vor
allen Dingen deshalb wichtig, weil es heute operative Möglichkeiten gibt, entscheidende Besserungen herbeizuführen
und eine Amputation zu verhindern. Nur der Arzt kann
entscheiden, ob und wann ein chirurgischer Eingriff angezeigt ist. Als Nachbehandlung nach einem derartigen Eingriff eignet sich wieder die Kneipp-Therapie in besonderem
Maße.
Bei akutem arteriellem Gefäßverschluß mit plötzlich auftre-
tenden heftigen Schmerzen ist die sofortige Einweisung in
eine Klinik notwendig. Dort kann der Verschluß durch intensiv wirkende Medikamente oder durch eine Operation be-
seitigt und das betreffende Bein gerettet werden.
Das aktive Gefäßtraining, wie es die Kneipp-Therapie an-
bietet und die Lebensweise nach Kneipp, die der Arteriosklerose und dem Fortschreiten derselben vorbeugt, ist bei
allen Gefäßerkrankungen ein fast unentbehrliches Hilfsmit-
tel. Gerade bei den organischen arteriellen Durchblutungsstörungen ist aber sowohl die Wasser- wie die Bewegungs-

therapie je nach Grad und Sitz der Erkrankung so unterschiedlich, daß sie nur unter Aufsicht eines Arztes, möglichst eines Arztes, der auf diesem Gebiet Erfahrung besitzt, durchgeführt werden kann. Hierzu eignet sich eine Kur in einem entsprechenden Sanatorium in besonderem Maße. Man lernt dort, welche Maßnahmen man nach Beendigung der Kur zu Hause weiterführen kann und soll. Die Fortsetzung der Übungen über Monate und Jahre und die Einhaltung der Lebensweise nach Kneipp – dazu absolutes Rauchverbot! – sind entscheidend für das weitere Schicksal. Zur Anregung von Herz und Kreislauf Rosmarin- Teemischungen oder Weißdorn als Dragee, Tee oder Tropfen.

2. Venöse Durchblutungsstörungen
   (Krampfadern, Thrombose, offenes Bein)

Die Ursache oben genannter Leiden ist eine Schwäche der Venenwand mit krankhafter Erweiterung der Blutadern (Venen), die in der Regel an den Beinen sowohl am Unter- wie am Oberschenkel vorkommt. Dadurch wird der Blutrückfluß zum Herzen gestört. Das Blut fließt sehr langsam, staut sich in den erweiterten Venen, übt dadurch einen vermehrten Druck auf die Venenwand aus und verschlimmert die Erweiterung der Adern. Außerdem wird durch den viel zu langsamen Blutfluß die Neigung zu Thrombosen erhöht. Wenn die äußeren Venen befallen sind, kann man deren Erweiterung schon von weitem erkennen. Es gibt aber auch tief im Gewebe liegende Venenerweiterungen, die man äußerlich nicht sieht. Diese machen sich meistens durch Stauungen mit Anschwellen der Unterschenkel und der Füße bemerkbar. Auch die „offenen Beine", das Ulcus cruris, sind in der großen Mehrzahl die Folge thrombosierter, verstopfter, tiefliegender Krampfadern mit dadurch bedingter erheblicher Störung des Blutrückflusses. Die Venenschwäche ist besonders bei korpulenten Frauen ein weit verbreitetes Leiden. Auch Schwangerschaften begünstigen deutlich die Bildung von Krampfadern. Man kann deshalb nicht früh genug mit Vorbeugungsmaßnahmen beginnen. Man muß wissen, daß man stark erweiterte Venen durch eine konservative Behandlung nicht beseitigen kann. Kosmetische Effekte bei deutlichen äußerlichen Krampfadern sind also dadurch nur sehr schwer oder kaum zu erzielen. Die Funktion kann jedoch deutlich gebessert werden, so daß Beschwerden und Komplikationen wie Thrombosen, Schwellungen, Entzündungen usw. erheblich geringer werden. Als Nachbehandlung nach erfolgter Verödung oder Operation ist sie zur Verhütung eines Rückfalls und Bildung neuer Krampfadern von sehr großem Wert. Die Kombination von Wasseranwendungen, Bewegungstherapie, Kompressionsverband oder zumindest moderne, gut sitzende Gummistrümpfe nach Maß und Naturarzneien wie Arnika und Roßkastanie muß als optimale konservative Behandlung angesehen werden. *Bei den Wasseranwendungen stehen kalte Maßnahmen absolut im Vordergrund.* So gut warme Anwendungen bei arteriellen Durchblutungsstörungen sind, so schlecht sind sie bei venösen. Man wird daher die Behandlung und auch die Vorbeugung, z. B. in der Schwangerschaft, die das Auftreten von Krampfadern sehr begünstigt, mit kleinen Kaltreizen, wie Arm- oder Fußbad, Wassertreten, Knieguß, morgendlichen kalten Waschungen usw. beginnen. An der oberen Körperhälfte kann man gelegentlich ein Wechselarmbad, einen Wechselguß oder auch einmal ein Armbad mit Zusatz von Rosmarin machen. Insgesamt ist aber auch dort kalten Anwendungen der Vorzug zu geben.

Bei schon vorhandenen Krampfadern ist ein Kompressionsverband oder ein gut sitzender Gummistrumpf – wie schon erwähnt – zur Erhaltung der Funktion und zur Verhütung der Verschlimmerung unerläßlich, insbesondere wenn man gezwungen ist, länger zu stehen oder zu sitzen, z. B. Auto oder Eisenbahn. Stehen und ruhiges Sitzen muß soweit wie möglich vermieden werden. Hausfrauen sollten z. B. in der Küche öfters hin und her gehen oder auch einmal für einige Minuten die Beine hochlegen.

▷ *Naturarzneien:* Zur Stärkung und Kräftigung der Venenwand haben sich Roßkastanien, Rutin und Arnika enthaltende Präparate sehr bewährt.

Bei einer Vorbeugung, wenn also noch keine Krampfadern erkennbar und Füße und Beine nicht geschwollen sind, kann man auf einen Kompressionsverband verzichten. Die übrigen Vorbeugungsmaßnahmen müssen aber über viele Jahre eingehalten werden. Wenn bereits Krampfadern vorhanden sind, ist – das sei nochmals ausdrücklich betont – ein Kompressionsverband oder ein moderner Gummistrumpf nach Maß unerläßlich. Das Anlegen eines derartigen Kompressionsverbandes geschieht im allgemeinen unter Anleitung des Arztes und kann leicht erlernt werden. Wenn eine Venenentzündung (Thrombophlebitis) eingetreten ist, hat sich der *Lehmwickel* als ausgezeichnetes Mittel erwiesen. Man sollte ihn im akuten Stadium täglich anlegen.

Auch bei einer Thrombose ist er angezeigt. Gut sind bei derartigen Zuständen auch Heparin und Arnika enthaltende Salben, welche die Gerinnungsneigung des Blutes vermindern. Kürzlich wurden in der Arnika Stoffe gefunden, die eine deutliche schmerzlindernde (analgetische), entzündungswidrige (antiphlogistische) und schwellungsmindernde (antiödematöse) Wirkung haben. Dadurch erklärt sich die erfahrungsgemäß gute Wirkung arnikahaltiger Salben (z. B. Arnica-Kneipp®-Salbe).

Venenentzündungen, Thrombosen und „offene Beine" gehören in ärztliche Überwachung. Der Arzt muß auch entscheiden, ob Bettruhe eingehalten werden muß, ob andere Medikamente zusätzlich genommen werden müssen (Antibiotika usw.) und ob evtl. ein chirurgischer Eingriff notwendig ist. Fast alle diese Maßnahmen können gut mit der Kneipp-Therapie kombiniert werden. Als Nach- und Dauerbehandlung steht sie mit an erster Stelle und kann nicht eindringlich genug empfohlen werden.

▷ *Kost:* Kneipp-Kost. Übergewicht vermeiden! Für geregelten Stuhlgang sorgen. Rosmarin- und Paprika-Pflanzensaft.

Erkältung

Zur Vorbeugung von Erkältungen kommen alle die Maßnahmen in Frage, die in dem Kapitel Abhärtung beschrieben sind. Dadurch wird die Widerstandskraft des Körpers
insgesamt erhöht und eine bessere Abwehrlage gegen Infektionen geschaffen. Ist es jedoch zu einem akuten Erkäl-
tungsinfekt oder eine Grippe mit Fieber gekommen, so ist
zunächst Bettruhe notwendig. Dabei soll aber reichlich frische Luft in das Zimmer kommen. Also nicht Fenster
schließen, sondern öffnen! Ein Brustwickel (kalt) oder bei
kräftigen Menschen auch eine Ganzpackung und dazu
Kräutertee aus Lindenblüten, Salbei, Spitzwegerich usw.
leisten als Schwitzpackung gute Dienste. Für guten Stuhlgang sorgen! Vitaminreiche Kost. Viel Obst- und Pflanzensäfte, z. B. Sanddornsaft, Möhrensaft, Zinnkraut-Pflanzen-
saft, Spitzwegerich-Pflanzensaft, Huflattich-Pflanzensaft.
Die Säfte lassen sich auch gut mit Joghurt, Quark und
Dickmilch mischen. Ein Dreiviertel- oder Vollbad mit
Thymian, Hustensäfte und Hustentees mit schleimlösenden
Pflanzen, Einreiben des Brustkorbes mit Eukalyptus, Thymian und weitere Öle enthaltenden Salben sind bewährte
Behandlungsmaßnahmen. Außerdem ist noch das Lutschen
von Pastillen, wie sie als Brustkaramellen in der Volksmedizin sehr bekannt sind, anzuraten.
Neuerdings ist bei einigen Pflanzen, z. B. dem in Nord-
amerika beheimateten Sonnenhut (Echinacea purpurea
oder angustifolia) und den aus dem Osten stammenden Ginseng und Eleuterococcus eine sogenannte „adaptogene Wirkung" nachgewiesen worden. In Tierexperimenten fand
man, daß nach vorheriger Gabe dieser pflanzlichen Wirkstoffe außergewöhnliche Belastungen vom Organismus besser ertragen wurden. So ist z. B. auch eine bessere Abwehrlage gegen Infektionen, z. B. Erkältungen, eingetreten. Es
handelt sich dabei um eine „unspezifische Immunität", die
als „Paraimmunität" bezeichnet wurde. Es sind Mittel, die
vorbeugend gegeben werden müssen. Wenn die Krankheit
bereits ausgebrochen ist, haben sie keine Wirkung mehr. Als
vorbeugende Maßnahme, z. B. in Zeiten vermehrter Erkäl-

tungskrankheiten, sind bereits gute Erfolge beim Menschen beschrieben. Bei den Präparaten aus Ginseng oder Eleuterococcus, die heute sehr in Mode gekommen sind, muß auf eine ausreichende Dosierung geachtet werden und auf den Fertigpräparaten sollte der Gehalt an wirksamen Substanzen (z. B. Ginsenoside) angegeben sein. Die Forschung auf diesem Gebiet ist in vollem Fluß, und endgültige Aussagen liegen trotz der zahlreichen positiven Berichte wohl noch nicht vor. Da bei diesen Drogen nennenswerte Nebenwirkungen nicht vorkommen, wäre ein Versuch in Zeiten einer Erkältungswelle mit Ginseng oder Eleuterococcus in vorgeschriebener Dosis besonders bei älteren und gegen Erkältung empfindlichen Menschen als *Vorbeugung* zu empfehlen.

Wenn das Fieber in kurzer Zeit nicht schwindet, verstärkter Husten mit Auswurf eintritt und die Gefahr einer Lungenentzündung besteht, sofort Arzt holen, der eine entsprechende Behandlung einleitet. Im Zweifelsfall lieber vorsichtig sein und *rechtzeitig* den Arzt benachrichtigen, als eventuell kostbare Zeit verlieren.

Fettsucht

(Tabelle des idealen Körpergewichts)

Größe	leichter Körperbau in kg	mittlerer Körperbau in kg	schwerer Körperbau in kg
	Männer		
1,55 m	51,0 – 54,5	53,0 – 59,0	57,0 – 63,0
1,58 m	52,0 – 55,5	55,0 – 60,0	59,0 – 65,0
1,60 m	53,0 – 57,0	56,0 – 61,0	60,0 – 66,5
1,65 m	56,0 – 60,0	58,5 – 64,5	62,0 – 71,0
1,70 m	59,5 – 63,5	62,0 – 68,5	55,5 – 75,0
1,75 m	63,0 – 67,5	66,0 – 72,0	70,5 – 78,0
1,80 m	66,5 – 71,0	69,0 – 76,5	74,0 – 83,0
1,85 m	69,0 – 75,0	73,0 – 81,0	78,0 – 87,0
1,90 m	74,0 – 78,5	77,5 – 85,5	82,0 – 92,0

Größe	leichter Körperbau in kg	mittlerer Körperbau in kg	schwerer Körperbau in kg
	Frauen		
1,45 m	40,5 – 44,0	43,0 – 48,0	47,0 – 53,5
1,50 m	43,0 – 47,0	45,5 – 51,0	49,0 – 56,0
1,55 m	46,0 – 49,5	48,0 – 53,5	51,5 – 59,0
1,60 m	48,5 – 52,0	51,0 – 57,0	54,5 – 62,0
1,65 m	51,0 – 55,5	54,0 – 60,5	58,0 – 66,0
1,70 m	55,0 – 60,0	57,5 – 64,5	61,5 – 69,0
1,75 m	58,5 – 63,0	61,0 – 68,0	65,5 – 69,0
1,80 m	62,0 – 67,5	65,0 – 71,5	69,5 – 77,5

„Normalgewicht" = 10% über „Idealgewicht".

Die folgende Tabelle gibt das wünschenswerte Gewicht in kg und dazu kalorische Richtwerte an.

Gewicht (kg) Männer	*Kalorische Richtwerte*		
	25 Jahre	45 Jahre	65 Jahre
50	2300	2050	1750
55	2450	2200	1850
60	2600	2350	1950
65	2750	2500	2100
70	2900	2600	2200
75	3050	2750	2300
80	3200	2900	2450
85	3350	3050	2550
Frauen	25 Jahre	45 Jahre	65 Jahre
40	1600	1450	1200
45	1750	1600	1300
50	1900	1700	1450
55	2000	1800	1550
58	2100	1900	1600
60	2150	1950	1650
65	2150	2050	1750
70	2400	2200	1850

Schon im allgemeinen Teil wurde gesagt, daß die Fettsucht, das Übergewicht, in den seltensten Fällen durch eine Drüsenstörung hervorgerufen ist. Es ist fast immer die Folge eines Mißverhältnisses zwischen Kalorienaufnahme und Kalorienverbrauch, d. h. man ißt mehr als nötig ist. – Im Alter muß die Nahrungszufuhr verringert werden.

Je Arbeitsstunde dürfen nach Angaben der Deutschen Gesellschaft für Ernährung folgende Kalorien zusätzlich verbraucht werden:

Bei Mittelschwerarbeit	Männer	+ 75–150
	Frauen	+ 60–120
bei Schwerarbeit	Männer	+ 150–225
	Frauen	+ 120 und mehr
bei Schichtarbeit	Männer	+ 225 und mehr.

Nach neueren Untersuchungen spielt auch die Zahl der Fettzellen eine Rolle. Man hat gefunden, daß die Anzahl der Fettzellen dann besonders erhöht ist, wenn schon im Kindesalter eine Fettsucht bestand. Die Zahl der Fettzellen ändert sich im späteren Leben nicht mehr. Auf die Vermeidung einer kindlichen Fettsucht müßte daher mehr als bisher geachtet werden!

Alle Forscher sind sich darüber einig, daß die Diät bei der Fettsucht eine zentrale Rolle spielt. Selbstverständlich gehört auch körperliche Bewegung mit dadurch erhöhtem Kalorienverbrauch in das Behandlungsprogramm. Allerdings ist der Mehrverbrauch an Kalorien bei weitem nicht so groß, wie oft angenommen wird. So ist z. B. der Kalorienverbrauch bei einem Abendspaziergang von zwei Kilometern etwa 100 Kalorien, bei einer Stunde Schwimmen etwa 400 Kalorien, bei einer Stunde Gartenarbeit etwa 250 Kalorien usw. *Für einen Übergewichtigen ist daher körperliches Training kein Grund, mehr zu essen!*

Entscheidend ist und bleibt die Herabsetzung der zugeführten Kalorien. Nun gibt es Nahrungsmittel, die viel Kalorien enthalten und ein verhältnismäßig geringes Sättigungsgefühl erzeugen, und solche mit geringem Kaloriengehalt und verhältnismäßig großem Sättigungsgefühl. Es spielt also die Auswahl der Speisen bei der Entfettungsdiät eine große Rolle. Auf der anderen Seite soll die Kost aber auch nicht so einseitig sein, daß dadurch der Stoffwechsel des Körpers gestört wird und wichtige Nähr- und Wirkstoffe dem Körper nicht zugeführt werden. Die Reduktions-Kost" im Rahmen der Kneipp-Kost eignet sich in besonderem Maße für Übergewichtige. Ergänzt werden kann sie durch zahlreiche auf dem Markt befindliche kalorienarme Speisen mit verhältnismäßig hohem Sättigungswert. Von Appetitzüglern in Form von Tabletten muß abgeraten werden, da z.T. deutliche Nebenwirkungen vorgekommen sind.

Tabellen über Zusammensetzung und Kaloriengehalt gebräuchlicher Nahrungsmittel siehe Allgemeiner Teil.

Einleiten kann man ein Entfettungskur mit Fasten. Auf die Dauer entscheidend ist aber die Änderung der Eßgewohnheiten im Alltag. Bei richtiger Auswahl der Nahrungsmittel, die nicht allzu schwer ist, fällt die Einhaltung einer kalorisch dem Bedarf entsprechenden Nahrung nicht sehr schwer.

An Naturarzneien ist zur Unterstützung die Einnahme von milden Abführmitteln zu empfehlen. Die anzuwendenden Kneipp-Maßnahmen entsprechen weitgehend den im Kapitel Abhärtung gegebenen Anweisungen. Heublumen-Ölbad, Birkenblättersaft, Borretschsaft, Petersiliensaft ergänzen vortrefflich diese Ernährung.

Frauenleiden

1. Ausfluß

Ein ständiger Ausfluß aus der Scheide – besonders wenn er gelb oder rötlich gefärbt ist – erfordert eine ärztliche Untersuchung und Behandlung. Zur Unterstützung dieser Behandlung und zur Vorbeugung ist eine Kneipp-Therapie sehr nützlich.

Man beginnt mit kleinen warmen Wasseranwendungen, z. B. einem Fuß- oder Armbad mit Zusatz von Heublumen. Auch ein warmes Sitzbad mit diesen Kräuterzusätzen ist angebracht. (Wenn keine Sitzbadewanne vorhanden, ein

Halb- oder Dreiviertelbad.) Später geht man im Sinne einer allgemeinen Abhärtung zu wechselwarmen Teilbädern und Güssen über und baut allmählich auch kalte Anwendungen in den Behandlungsplan ein. Waschungen, kalte Arm- und Fußbäder, Knie- und Armgüsse seien hier genannt. Die Kaltreize sollten jedoch immer sehr kurz sein und den Unterleib nicht einbeziehen. Darauf achten, daß man vor der Anwendung gut warm ist! Gerade bei dem meistens nervös bedingten weißen Ausfluß hat sich eine Behandlung im Sinne der Abhärtung besonders bewährt. Daher ist auch Spiel und Sport in frischer Luft sowie Gymnastik wertvoll. Sauna und Schwimmen sind zweckmäßig. Vorsicht jedoch mit ausgesprochenem Leistungssport.

Wegen der oft vorhandenen allgemeinen Nervosität ist an Naturarzneien (Baldrian, Hopfen, Melisse) zu denken.

▷ *Diät:* Kneipp-Kost.

2. Regelstörungen

Es gibt viele Arten von Störungen der Monatsblutungen. Die Periode kann in unregelmäßigen Abständen eintreten, sie kann sehr schwach oder sehr stark oder auch sehr schmerzhaft sein. Wenn die Blutung nicht aufhört, muß sofort ein Arzt aufgesucht werden.

Vegetatives Nervensystem und Monatsblutungen stehen in enger Verbindung. Störungen dieses Nervensystems können auch die Periode beeinflussen und Unregelmäßigkeiten hervorrufen. Die Kneipp-Therapie übt einen „regulatorischen" Effekt auf dieses Nervensystem aus, d. h. sie trägt zur Normalisierung der Funktion dieses Nervensystems und damit auch zur Normalisierung der Periode bei. Es ist daher durchaus sinnvoll, Regelstörungen mit Kneipp-Maßnahmen zu behandeln. Selbstverständlich ist bei jeder länger andauernden Regelstörung eine ärztliche Untersuchung und evtl. Behandlung notwendig. Gegebenenfalls kann die Kneipp-Therapie sehr gut mit einer Hormonbehandlung kombiniert werden.

a) Kneipp-Therapie bei zu geringer oder völligem Aussetzen der Regel: Zunächst Ursache klären (Schwangerschaft usw.). Die aktive Therapie nach Kneipp regt die Eigenleistung des Körpers an und wirkt im Sinne einer Normalisierung der Periode. Bei den Wasseranwendungen beginnt man zunächst mit kleinen Maßnahmen, z. B. Armbad mit Rosmarin, dann Fußbad mit Heublumen, Sitzbad mit Heublumen usw. Anschließend geht man zu Wechsel-Arm-, Knie- und -Brustgüssen über; später auch zu kalten Reizen wie Armguß, Knieguß, Wassertreten, Waschungen. Einige Tage vor dem zu erwartenden Regeltermin sind größere warme Anwendungen ratsam, wie Heupack in Höhe der Lendenwirbelsäule, Heublumen-Dreiviertelbad, ansteigendes Sitzbad, Sauna usw.

Gymnastik, Bindegewebemassagen, *leichter* Sport unterstützen diese Maßnahmen. An Naturarzneien: Oleum Hyperici (Johanniskraut). Eine spezielle Diät ist nicht erforderlich.

b) Die schmerzhafte Regel (Dysmenorrhoe)
Man findet sie meistens bei sensiblen, empfindsamen und etwas nervösen Frauen. Deswegen soll man vorsichtig mit kleinen warmen Wasseranwendungen beginnen und erst allmählich mit zunehmender Abhärtung auch kalte Anwendungen einsetzen. Beginn also z. B. mit Melisse-Armbad, Fichtennadel-Armbad, dann Melisse-Fußbad, später Wechselbäder und Wechselgüsse. Einmal in der Woche ein Dreiviertelbad mit Melisse. Anschließend allmählicher Übergang zu kleinen Kaltreizen wie Armguß, Knieguß, Waschungen, Wassertreten. Keine Hetze! Auf Entspannung und natürlichen Lebensrhythmus achten. Kurz vor und während der Regel keine Anwendungen. Maßvolle Bewegungstherapie und leichter Sport. Dazu evtl. Bindegewebsmassagen.
Eine spezielle Diät ist nicht notwendig.

▷ *Naturarzneien:* Baldrian und Hopfen zur Beruhigung.

c) *Die langanhaltende Monatsblutung* mit großem Blutverlust verlangt ärztliche Behandlung. Evtl. können Kneipp-Anwendungen unter der Leitung des Arztes diese Behandlung unterstützen.

3. Wechseljahre (Klimakterium)

Die vielgestaltigen unterschiedlichen Beschwerden der Wechseljahre sind einer Kneipp-Therapie sehr zugänglich. Man sollte sich nicht mit einer – oft kritiklos angewandten – Hormontherapie begnügen, sondern unbedingt die natürlichen Lebensvorgänge unterstützende Kneipp-Behandlung anwenden. Man kann zwar, wenn die Periode plötzlich aufhört, eine gewisse Zeit etwas Sexualhormone geben, um die durch den Ausfall des Hormons notwendigen Umstellungen etwas langsamer vonstatten gehen zu lassen. Es entspricht aber durchaus nicht den biologischen Bedürfnissen des Körpers, über Jahre hinaus künstlich Sexualhormone zuzuführen, wie es leider nicht selten geschieht. Die Kneipp-Therapie fördert dagegen die normale, natürliche Umstellung des Körpers nach Beendigung der Regelblutungen.

Man beginnt mit kleinen warmen Bädern mit Kräuterzusätzen von Heublumen oder bei Nervosität mit Baldrian-Melisse. Bei Schwächezuständen kommt auch Rosmarin oder Lavendel zur Anregung in Frage. Schon bald soll man jedoch auf Wechselteilbäder und Güsse übergehen und später – besonders in der warmen Jahreszeit – kalte Anwendungen einsetzen. Dazwischen ist einmal in der Woche ein Dreiviertelbad mit Melisse oder Heublumen und ebenfalls ein Sitzbad mit Kräuterzusätzen anzuraten. Allzu große Maßnahmen sollte man vorerst meiden und nur ganz allmählich mit steigendem Training große Güsse, z. B. Schenkelguß oder Sauna usw. einsetzen.

Die Bewegungstherapie muß im Sinne der Abhärtung gehandhabt werden (siehe entsprechendes Kapitel).

▷ *Diät:* Kneipp-Kost.
▷ *Naturarzneien:* Pflanzensäfte, Vitamine.

Furunkulose

Bei Furunkulose ist eine Umstellung der Lebensweise zur Unterstützung der übrigen Therapie (Antibiotika usw.) oft nützlich. Dabei gelten die unter dem Kapitel Abhärtung beschriebenen Richtlinien.

Bei der Kost ist besonders auf eine genügende Menge Frischkost, Vitamin-B-haltige Vollkornerzeugnisse und Obstsäfte Wert zu legen. Sanddornsaft mit seinem hohen Vitamin-C-Gehalt leistet hervorragende Dienste. Als spezielle Maßnahmen kommen Kompressen mit Foenum graecum (Bockshornkleesamen), ein Heupack oder ein Voll- oder Teilbad mit Heublumen in Frage, um gegebenenfalls einen Durchbruch des Eiters nach außen zu begünstigen. Zur Dämpfung entzündlicher Vorgänge in der Umgebung eines Furunkels sind Quark- oder Lehmwickel zweckmäßig.

Im akuten Stadium ist Ruhigstellung notwendig. Sonst ist Bewegung in frischer Luft, kurze Sonnenbäder und etwas Sport unbedingt zu empfehlen.

Bei großem Furunkel muß ggf. rechtzeitig ein chirurgischer Eingriff erfolgen.

Gallenblasenerkrankungen

Bei Gallenkoliken wird man ohne stark wirkende Medikamente häufig nicht auskommen. Die Ursache einer Kolik muß durch ärztliche Untersuchung geklärt werden. Wenn nach einer Kolik eine gelbe Verfärbung der Augen eintritt, ist das Vorliegen eines Verschlusses des Gallenausganges wahrscheinlich. Fieber spricht für eine Entzündung, die evtl. mit antibiotischen Medikamenten behandelt werden muß. Die Frage, ob bei Gallensteinen eine Operation notwendig ist oder nicht, muß von Fall zu Fall vom Arzt entschieden werden. Ein sicheres Mittel, das Gallensteine auflöst, gab es leider bisher nicht, neuerdings gibt es jedoch diese Möglichkeit. Die Behandlung muß unter ärztlicher Aufsicht erfolgen.

Die im folgenden beschriebenen, zu Hause durchführbaren Maßnahmen beziehen sich daher nur auf die Vorbeugung oder aber auf die Unterstützung einer ärztlichen Behandlung von Gallenblasenerkrankungen.

Im Vordergrund der Wasseranwendungen stehen warme bis heiße Maßnahmen. Eine heiße Auflage mit Kartoffelbrei oder Quark und insbesondere der Heupack haben sich besonders gut bewährt. Man muß sie nicht unbedingt im rechten Oberbauch anlegen, sondern kann sie auch in gleicher Höhe im Rücken auflegen. Auf reflektorischem Wege erfolgt dann eine gute Wirkung. Nach Abklingen akuter Erscheinungen kommen Dreiviertelbäder mit Heublumen oder Melisse in Frage. Außerdem leichte sonstige Anwendungen zur allgemeinen Kräftigung, z. B. ansteigende Fuß- oder Armbäder, Wechselteilbäder, Fuß- und Armbäder mit Heublumen, Fichtennadeln oder auch Lavendel, auch kleine Kaltreize, je nach Verträglichkeit.

Bei akuten Beschwerden ist Ruhe geboten. Bewegungsübungen kommen erst nach Abklingen derselben in Betracht.

An Naturarzneien haben sich Galle- und Lebertee, Rettichsaft oder Löwenzahnsaft bewährt.

▷ *Diät:* Im akuten Stadium Fasten mit etwas Pfefferminztee, Haferschleim, Reis, Grieß usw. Bei der Dauerkost soll man starke Gewürze meiden. Fette aller Art und stark gebratene Speisen einschränken. Zurückhaltung mit Bohnenkaffee und Alkohol. Hülsenfrüchte und Kohlsorten werden häufig nicht gut vertragen. Frisches Obst bekommt dagegen besser als oft angenommen wird. Im übrigen kann man sich nach der individuellen Verträglichkeit richten. Es muß z. B. nicht immer Weißbrot und Kartoffelbrei sein. Salzkartoffeln und entsprechend zubereitetes Vollkornbrot (Knäckeoder Achimer, Kneipp-Brot) sowie Vollkorn-Mehlerzeugnisse werden ebenfalls gut vertragen. Langsam essen und gut kauen!

Eine schlackenreiche Kost (siehe Tabelle S. 77 ff.) vermindert die Bildung von Gallensteinen. Sie muß als Schutzfaktor gegen Gallensteinbildung angesehen werden.

Hämorrhoiden

Hämorrhoiden entstehen durch Venenerweiterung im Bereich des Afters. Häufig kommt es dabei zu Entzündungen, Thrombosen und kleinen Blutungen. Auch ein unangenehmer Juckreiz tritt nicht selten auf. Bei letzterem sollte man jedoch immer an Madenwürmer denken und gegebenenfalls eine Wurmkur machen. Bei ausgedehnten Hämorrhoiden und insbesondere bei Blutungen ist immer eine ärztliche Untersuchung angezeigt, um andere Erkrankungen nicht zu übersehen.

Wenn es durch konservative Maßnahmen nicht gelingt, die Beschwerden zu beheben oder wenigstens erträglich zu machen, muß eine Verödung der Venen oder ein chirurgischer Eingriff in Erwägung gezogen werden. Die Nachbehandlung desselben deckt sich wieder weitgehend mit den im folgenden beschriebenen Maßnahmen.

Bei entzündlichen, schmerzhaften Zuständen sind zunächst Sitzbäder mit Kräuterzusatz von Heublumen oder Kamille vorzunehmen. Nach Abklingen der akuten Erscheinungen über wechselwarme Anwendungen Übergang zu kalten Maßnahmen. Als Dauerbehandlung stehen Kaltreize in Form von Waschungen, kalten Sitzbädern, Knie-, Schenkel-, Arm- und Brustgüssen, kalte Fuß- und Armbäder im Vordergrund.

Viel Gymnastik und Spiel und Sport in frischer Luft. Auf Stuhlgang achten. Verstopfung verschlimmert das Leiden.

▷ *Diät:* Kneipp-Kost.
▷ *Naturarzneien:* Roßkastanie innerlich. Bei äußeren Hämorrhoiden nach sorgfältiger Reinigung Arnika-Salbe auftragen. Stuhlgang gegebenenfalls mit Quellmitteln regulieren, z. B. Psyllium, Weizenkleie, Leinsamen, schlackenreiche Kost (siehe Tabelle S. 77 ff.).

Herzbeschwerden

Beschwerden von seiten des Herzens wie Stiche, Schmerzen in der Herzgegend, Herzklopfen, Engegefühl, Angst, „Überschlagen des Herzens" usw. können recht unterschiedliche Ursachen und Bedeutung haben. Häufig kommen sie gar nicht vom Herzen, sondern sind Folge einer muskulären oder Bandscheibenerkrankung. Nicht selten verursachen ernste Herzerkrankungen nur geringe „nervöse" Störungen und leichte Herzbeschwerden.

Es muß daher bei Auftreten von Herzbeschwerden vom Arzt festgestellt werden, ob und gegebenenfalls welche Herzerkrankung vorliegt. Alle echten Erkrankungen des Herzens müssen ärztlich behandelt werden. Der Arzt muß auch entscheiden, ob zu der speziellen Behandlung als Ergänzung eine Kneipp-Therapie angebracht ist. Langjährige Erfahrung hat gezeigt, daß die Kombination der Kneipp-Therapie mit der übrigen Behandlung des Herzens häufig von großem Nutzen ist. Liegen jedoch nur die so häufigen nervösen Störungen vor, so ist eine Kneipp-Behandlung besonders wichtig und nützlich. Diese Behandlung deckt sich weitgehend mit derjenigen zur Verhütung des Herzinfarktes und sonstiger Gefäßkrankheiten (siehe unter Herzinfarkt).

Speziell bei „nervösen" Herzbeschwerden hat sich eine kalte Herzkompresse bestens bewährt, ebenso eine Massage mit kampferhaltigen Herzsalben. Pflanzensäfte, z. B. Weißdorn und Rosmarin und bei deutlicher Nervosität Baldrian und Hopfen als Tablette oder Tee können die Behandlung ergänzen.

Herzinfarkt

Jeder, der einen Herzinfarkt erlitten hat, gehört in sorgfältige ärztliche Behandlung und Beobachtung. Die hier gegebenen Empfehlungen dienen zur Verhütung, zur „Prophylaxe" des Herzinfarktes und nach überstandener Erkrankung zur „Rehabilitation" und zur Verhütung eines möglichen zweiten Herzinfarktes.

Unter Herzinfarkt versteht man ein Mißverhältnis zwischen Sauerstoffangebot und Sauerstoffbedarf des Herzmuskels. Jeder Muskel benötigt zu seiner Arbeit Sauerstoff. Je mehr er arbeiten muß, um so mehr braucht er auch Sauerstoff. Dieser wird ihm mit dem Blut zugeführt. Wenn diese Zufuhr ungenügend ist, entstehen Schmerzen (angina pectoris), wenn sie sehr gering ist oder ganz aufhört, „erstickt" das Muskelgewebe, stirbt ab, wird „nekrotisch". Fast immer ist die Ursache dieses Geschehens der Verschluß einer Herzkranzarterie. Ist eine große Arterie mit einem großen Versorgungsbereich von dem Verschluß betroffen, so fällt ein sehr großer Teil der Herzmuskulatur aus, und der Mensch stirbt in den meisten Fällen sehr schnell. Ist nur eine kleine Arterie mit einem entsprechend kleinen Versorgungsgebiet betroffen, so überlebt der Mensch den Herzinfarkt. In 95 Prozent der Fälle ist die Grundkrankheit, die zu diesem Ereignis führt, die Arterienverkalkung, die Arteriosklerose. Man weiß heute, daß bestimmte Krankheiten, eine bestimmte Veranlagung und bestimmte Verhaltensweisen das Entstehen der Arteriosklerose und damit des Herzinfarktes begünstigen.

Diese sogenannten „Risikofaktoren" seien kurz angeführt:
Erbanlage (Infarkt, Schlaganfall, Hochdruck, Diabetes, Gicht gehäuft in der Familie).
Übergewicht. (Fast immer Folge einer übermäßigen Ernährung und nicht einer „Drüsenerkrankung"!)
Zu hoher Fettgehalt der Nahrung an gesättigten Fetten.
Erhöhter Fettgehalt des Blutes (meist Folge falscher Ernährung). Erhöhter Blutdruck. (Häufig Folge falscher Ernährung.) Rauchen!
Mangelnde körperliche Bewegung.
Psychischer Streß (Aufregung, Hetze, innere Spannung, ständiger Ärger usw.).
Störung des natürlichen Lebensrhythmus.
Evtl. auch Infektionen.
Je mehr Risikofaktoren ein Mensch hat, desto größer ist die Wahrscheinlichkeit, daß er einen Herzinfarkt bekommt. So hat man z. B. in ausgedehnten Forschungsarbeiten ermittelt, daß Menschen, die einen erhöhten Blutdruck, einen

erhöhten Fettgehalt im Blut haben und dazu noch rauchen, etwa zehn- bis zwölfmal so häufig einen Herzinfarkt erleiden wie Menschen ohne Risikofaktoren. Aus der Aufführung der Risikofaktoren geht hervor, daß es unvermeidbare (z. B. Erbanlage) gibt. Die meisten Risikofaktoren liegen jedoch in der Lebensweise des Menschen in der Hochzivilisation und sind zum großen Teil vermeidbar. Menschen, die anlagemäßig bedingte Risikofaktoren haben, müssen in besonderem Maße bemüht sein, vermeidbare Risikofaktoren auszuschalten.

Man weiß heute außerdem, daß der Beginn der Grundkrankheit, nämlich der Arteriosklerose, schon sehr früh ist und daß es meist lange Zeit – 20 bis 30 Jahre – dauert, ehe diese Erkrankung sich in Form eines Herzinfarktes, einer Angina pectoris, eines Schlaganfalles oder einer Durchblutungsstörung an den Beinen bemerkbar macht. Insgesamt muß man damit rechnen, daß schon vom 30. Lebensjahr an, manchmal auch noch früher, arteriosklerotische Veränderungen sich an den Arterien bilden, die dann später zu diesen gefürchteten Krankheiten, der „Geißel" unserer Zeit, führen. Die Konsequenz kann nur sein, daß man schon frühzeitig mit Vorbeugungsmaßnahmen beginnt.

Was soll man tun, um sich vor der Arteriosklerose und dem Herzinfarkt zu schützen?

Schon im allgemeinen Teil wurden die Grundlagen zur Vorbeugung gegen Herzinfarkt und überhaupt gegen Gefäßkrankheiten aufgezeigt. Der beste Schutz ist zweifellos, Risikofaktoren so viel und so weit wie möglich auszuschalten. Dazu bietet sich die Kneipp-Therapie in idealer Weise an. Die Kneipp-Kuren erfreuen sich daher immer größerer Beliebtheit. Es muß ganz klar gesagt werden, daß mit einer Kneipp-Kur alle zwei Jahre oder auch in jedem Jahr das Gesundheitssoll nicht erfüllt ist. Man hat sich damit nicht die Berechtigung erworben, in der übrigen Zeit „drauflos" zu leben. Entscheidend für den Erfolg ist die Änderung der Lebensweise im Alltag nach den Richtlinien der Kneipp-Therapie.

Als einer der wichtigsten Punkte ist zunächst die Einhaltung einer vernünftigen, nicht überkalorischen Ernährung zu nennen. Die Grundlagen dieser Ernährung mit den nötigen Tabellen wurden im allgemeinen Teil dargelegt. Dadurch werden die Risikofaktoren Übergewicht, erhöhter Fettgehalt im Blut und zu einem großen Teil auch der Bluthochdruck ausgeschaltet.

Durch Wasseranwendungen und die Beachtung der Vorschläge für häusliche Bewegungstherapie und die Ausübung irgendeiner Sportart wird ein natürliches Training des Gefäßsystems und auch des Kreislaufzentrums im Zwischenhirn erreicht, das für das Funktionieren der Blutversorgung, der Blutdruckregulation usw. verantwortlich ist.

Bei Beachtung dessen, was über die „Lebensordnung" und den biologischen Rhythmus gesagt ist, werden diese beiden Risikofaktoren (unnatürlicher Lebensrhythmus, psychischer Streß) wenn nicht ganz ausgeschaltet – das ist in der heutigen Zeit sehr schwierig – so doch gemildert. Auch die Neigung zu erhöhtem Blutdruck wird durch die genannten Verhaltensweisen gemindert.

Das Rauchen ist erwiesenermaßen schädlich – besonders Zigaretten – und sollte daher eingestellt werden.

Bei den Wasseranwendungen soll man im Laufe der Zeit kurzen Kaltwasseranwendungen den Vorzug geben. Die Anwendungen selbst kann man je nach Empfinden und zur Verfügung stehender Zeit variieren. Ein bis zwei Anwendungen täglich genügen. Sie nehmen nur wenig Zeit in Anspruch. So dauert z. B. ein kalter Kniguß nur 20 Sekunden. Das dazu gehörige Gehtraining kann man auf dem Weg zur Arbeit oder im Treppenhaus schnell erledigen. Insgesamt soll aber keine Hetze sein! Lieber einmal eine Anwendung ausfallen lassen, als um jeden Preis ein Programm erfüllen! Wenn man genügend Zeit hat, z. B. am Wochenende, kann man ein Dreiviertelbad mit Rosmarin, Latschenkiefer oder Melisse nehmen und nachher dreiviertel bis eine Stunde ruhen. Fußbäder mit Kräuterzusätzen (Heublumen, Fichtennadeln, Melisse, Rosmarin) sind besonders an kalten Tagen im Winter wohltuend und nützlich. Wenn man nicht richtig warm ist, soll man lieber ein ansteigendes Bad, ein Wechselbad oder einen Wechselguß und keine Kaltanwendung machen. Bei zunehmendem Training wird man aber

160

Kaltanwendungen immer besser vertragen. Wichtig ist dabei immer die nachfolgende kräftige Bewegung!

Bei der Bewegungstherapie sei nochmals betont, daß Dauer- und Spitzenleistungen nicht erwünscht sind. Angestrebt werden häufige Anstrengungen, die nicht bis an die Leistungsgrenze gehen, Intervalltraining mit „submaximalen" Leistungen ist die Methode der Wahl. (Siehe Kapitel über Bewegungsübungen und Sport.)

Als Idealforderung gilt: Täglich eine Stunde Bewegung und ein bis zwei Wasseranwendungen. Dazu einmal im Monat ein gesundes Wochenende.

Saunabesuch einmal in der Woche ist zweckmäßig. Jedoch sollte man auch hier nicht zuviel Ehrgeiz entwickeln und die Zahl und Dauer der Saunagänge nicht zu sehr erweitern.

Massage kann dieses aktive Gefäßtraining nicht ersetzen! Sie ist sicher von Nutzen für Verspannungen, Muskelschmerzen usw., hat aber als Kreislauftraining nur geringe Bedeutung.

Pflanzensäfte, z. B. Weißdorn, unterstützen die Behandlung.

Juckreiz

Bei jedem Juckreiz muß man die Ursache klären. Es ist bekannt, daß z. B. ein Diabetes einen Juckreiz auslösen kann. Auch viele andere Erkrankungen und Überempfindlichkeiten (Allergie) aller Art lösen oft einen Juckreiz aus. Auf den Juckreiz im After bei Magenwürmern wurde bereits im Kapitel Hämorrhoiden hingewiesen.

Neben der eventuell notwendigen speziellen Behandlung, die je nach dem Grundleiden sehr verschieden sein kann, hat sich die Kneipp-Therapie zur Allgemeinbehandlung sehr gut bewährt. Eine Kombination mit der speziellen Therapie ist oft sehr nützlich. In erster Linie seien bei den Wasseranwendungen Waschungen mit Essigwasser und Teil- oder Vollbäder mit Milch-Molke oder Kamille genannt, die im Wechsel mit kalten Güssen, kalten Fuß- oder Armbädern verabreicht werden sollten. Auch kalte Wickel

kommen in Frage. Mit warmen Anwendungen und sonstigen Kräuterzusätzen sollte man zurückhaltend sein, Bewegungstherapie in frischer Luft nach den im allgemeinen Teil angegebenen Prinzipien sollte man nicht vergessen.
Bei gleichzeitig vorhandener allgemeiner Nervosität ist eine Kombination von Baldrian und Hopfen als Tablette oder Tee zu empfehlen.

▷ *Kost:* Kneipp-Kost, evtl. Versuch einer Umstimmung durch Rohkost, Fasten oder Weizengel, Reis usw.

Körperpflege

Sebastian Kneipp hat immer auf eine „vernünftige" allgemeine Körperpflege hingewiesen.
Unsere Haut hat die Aufgabe, die inneren Organe zu schützen. Sie kommt am meisten mit der Umwelt in Berührung und ist den verschiedensten schädigenden Einflüssen wie Druck, Stoß, chemischen Schadstoffen, Schmutz, Strahlen (z. B. UV-Licht), Mikroorganismen (Bakterien, Pilze) usw. ausgesetzt.
Die Zellen der Haut werden ständig erneuert. Die Neubildungsrate der normalen Haut beträgt etwa 28 Tage.
Für den Strahlenschutz sind in erster Linie die Dicke der Hornhaut, die sogenannte Lichtschwiele und die Pigmentbildung verantwortlich.
Die Abwehr gegen Mikroorganismen, besonders Bakterien und Pilze sowie chemische Schadstoffe, übernimmt der *Säure-Wasser-Fettmantel der Haut.*
In den letzten Jahren beobachtet man zunehmend Austrocknungserscheinungen der Haut, die zu verschiedenen Krankheiten führen können. Diese Hautkrankheiten gehen mit einem Verlust der Barrierefunktion der Haut einher. Sie haben mehrere Ursachen. Einmal besteht eine deutliche Altersabhängigkeit, zum anderen wird besonders im Bereich der Haarwurzeln mit Verringerung mechanischer Widerstände und Vergrößerung der Oberfläche den modernen Schädigungen die Tür geöffnet. Den bei weitem wich-

tigsten Grund stellen jedoch unsere Wasch-, Dusch- und Badegewohnheiten dar. Viele Menschen treiben es heute mit der Sauberkeit, mit der vermeintlichen Hygiene zu weit, duschen ein- oder mehrmals täglich, benutzen stark schäumende, meist alkalische Seifen und womöglich noch einen harten Waschlappen oder eine Bürste zur Anregung der Hautdurchblutung.

Die Haut kann durch diese Maßnahmen und evtl. noch zusätzliche desodorierende Sprays derartig mißhandelt werden, daß sie in kurzer Zeit Symptome einer Erschöpfung zeigt und zu Austrocknungserscheinungen neigt. Sie wird schlechter behandelt als ein Fußboden, dem man in vielen Fällen eine pflegende Nachbehandlung nach der Säuberung zukommen läßt. Bei der Haut steht dagegen die rasch aufeinanderfolgende Säuberung im Vordergrund.

Diesen konzentrierten Maßnahmen ist unsere Haut oft mehr oder weniger gut gewachsen, d. h. sie ist in der Lage, eine geeignete Schutzfunktion gegen diese Angriffe aufzubauen. In der Regel gelingt das jedoch nicht auf die Dauer. Einmal bricht diese Schutzfunktion zusammen, und es kommt zu dem Bild der ausgetrockneten, mit kleieförmigen Schuppen bedeckten Haut. Sehr störend kann dabei der anhaltende, oft recht hartnäckige Juckreiz sein, der in erster Linie an den Stellen auftritt, wo die Schutzfunktion der Haut am geringsten ist und wo sie den meisten Angriffen ausgesetzt ist. Das ist an den Streckseiten der Arme und Beine. In der Folge der massierten Anwendungen alkalischer Waschmittel kommt es häufig zum Auftreten von ekzemartigen Hautveränderungen mit Schuppung, Rötung und sonstigen Erscheinungen. In Unkenntnis dieser Hautveränderungen werden dann noch nicht selten unzureichende Waschmaßnahmen als Grund vermutet. Das hat zur Folge, daß die Anstrengungen zu einer absoluten Säuberung der Haut noch verstärkt werden, bis schließlich wegen zunehmender Krankheitserscheinungen der Arzt aufgesucht werden muß.

So wichtig Sauberkeit und allgemeine Hygiene sind, so muß doch vor *übertriebener* Säuberung und *übertriebener* Hygiene gewarnt werden. Insbesondere ist der zu häufige

Gebrauch alkalischer Seifen oder Waschmittel bedenklich, da durch diese der Säure, Wasser und Fett enthaltende Schutzmantel der Haut zerstört und damit die Bereitschaft zu Krankheiten aller Art erhöht wird.

Zur Vorbeugung gegen eine Minderung der Schutzfunktion der Haut mit der dadurch erhöhten Gefahr von Krankheiten sollte man erstens die Säuberungsmaßnahmen auf ein vernünftiges Maß beschränken und zweitens möglichst alkalifreie Waschmittel benutzen. Außerdem sollte man – besonders wenn sich schon Austrocknungserscheinungen mit Schuppenbildung bemerkbar machen – mit einer, den natürlichen Bedürfnissen der Haut entsprechenden Creme oder Milch die Haut pflegen. Dabei sollte möglichst der Ph-Wert im sauren Bereich liegen. Die Kneipp-Kräuter-Creme hat noch hautpflegende Kräuterzusätze wie Kamille, Melisse, Lindenblüte, Calendula usw. Bei Bädern ist ein Zusatz von Kamille in öliger Form zu empfehlen.

Bei schon vorhandener Schädigung dauert es oft Wochen, manchmal Monate, bis die Funktionstüchtigkeit der Haut wiederhergestellt ist. Bei sorgfältiger Beachtung der eben geschilderten Maßnahmen gelingt es aber sozusagen immer, eine Wiederherstellung der Funktion der Haut zu erreichen.

Kopfschmerzen

Kopfschmerzen können sehr verschiedene Ursachen haben. Es ist daher in jedem Fall ärztliche Untersuchung anzuraten, um eine ernsthafte Erkrankung, die einer speziellen Behandlung bedarf, nicht zu übersehen. Die hier gegebenen Empfehlungen beziehen sich in erster Linie auf eine Neigung zu Kopfschmerzen ohne erkennbare organische Ursache.

Bei akuten Schmerzen wird man dabei ansteigende Bäder, in erster Linie ein ansteigendes Fußbad oder ein ansteigendes Armbad nehmen. Auch ein Bad mit Kräuterzusatz, z. B. Heublumen oder Melisse, leistet gute Dienste. Manchmal wirkt ein Heupack im Nacken schmerzlindernd. Sollte Wärme nicht vertragen werden – was gelegentlich vorkommt –, so ist ein kaltes Fußbad oder ein kalter Knieguß oft von ausgezeichneter Wirkung.

Als Dauerbehandlung geht man allmählich auf Wechselanwendungen und kalte Maßnahmen über im Sinne einer allgemeinen Abhärtung. Auch hier ist wieder zu sagen, daß man sich vor Überanstrengungen und Hetze hüten soll. Eventuell zur allgemeinen Beruhigung Hopfen und Baldrian als Tee oder Tabletten.

Lieber eine Anwendung ausfallen lassen, als unbedingt das vorgesehene Soll erfüllen und sich dabei abhetzen. Ruhe und Entspannung sind außerordentlich wichtig. Keine Sonneneinstrahlung ohne Kopfbedeckung. Kein Leistungssport. Eventuell autogenes Training oder auch Yoga.

Bewegungsübungen wie bei Abhärtung. Sport siehe Tabelle. Bei Migräne stehen ansteigende Fuß- oder Armbäder im Vordergrund. Im übrigen deckt sich die Therapie mit den eben beschriebenen Maßnahmen. Ärztliche Untersuchung und Behandlung zweckmäßig.

Krampfadern (siehe Durchblutungsstörungen – venös)

Leberleiden

Alle Erkrankungen der Leber gehören in ärztliche Behandlung!

Gelbsucht ist das Zeichen einer ernsten Lebererkrankung, die sorgfältig behandelt werden muß, um Spätschäden zu vermeiden. Als zusätzliche Behandlung und zur Vorbeugung haben sich warme – heiße Auflagen in der Lebergegend – oder auch im Rücken in Höhe der Leber (Headsche Zone, reflektorische Wirkung) seit Jahren gut bewährt. Man nimmt dazu Quark, Kartoffelbrei oder am besten Heupack. Dreiviertelbäder mit Zusatz von Heublumen sind bei gutem Allgemeinzustand ebenfalls nützlich. Als Dauerbehandlung kommen zur allgemeinen Kräftigung auch Arm- und Fußbäder mit Rosmarin, Wechselgüsse, Bürstungen, Waschungen usw. in Frage. Ebenso sind Bewegungsübungen in frischer Luft zweckmäßig.

Die Kost soll reich an Kohlenhydraten, arm an Fett und genügend eiweißhaltig sein, wobei magere Eiweißträger wie Quark, Magerkäse, bevorzugt werden sollen. Alkohol ist schädlich! Obst muß nicht gekocht sein, sondern kann frisch genossen werden. In besonderen Fällen müssen vom Arzt detaillierte Anweisungen gegeben werden.

▷ *Naturarzneien:* Löwenzahnsaft, Rettichsaft, Galle- und Lebertee, Carminativa. Artischocke.

▷ *Merke:* Bei Leberererkrankungen ist Vorsicht geboten. Kneipp-Maßnahmen nur unter Kontrolle des Arztes zur Ergänzung einer sonstigen Therapie.

Magenkatarrh

a) akut

Bettruhe und einige Tage Fasten mit Kamillentee, leichter Kost (Reis, Haferschleim usw.) mit häufigen kleinen Mahlzeiten alle zwei Stunden stehen im Vordergrund. Dazu warme bzw. heiße Auflagen auf den Leib, z. B. mit Kartoffelbrei, Quark oder noch besser Heupack.
An Naturarzneien haben sich Kamillen- und sonstige Magen-Tees gut bewährt.
Wenn die Beschwerden nach kurzer Zeit nicht verschwinden, ist ärztliche Untersuchung notwendig.

b) chronisch (Magenschleimhautentzündung)

Bei länger andauernden Magenbeschwerden ist immer eine gründliche ärztliche Untersuchung notwendig! Zur Unterstützung der ärztlichen Behandlung leistet die Kneipp-Therapie gegebenenfalls gute Dienste.
Man beginnt zunächst wie beim akuten Magenkatarrh mit warmen oder heißen Maßnahmen. Schon bald folgen warme Teil- oder Dreiviertelbäder mit Heublumen oder anderen Kräuterzusätzen (Melisse, Fichtennadeln usw.). Zur allgemeinen Kräftigung kommen später auch wechselwarme

Maßnahmen und kleine kurze Kaltreize zum Einsatz (Armguß, Wechselfußbad, Armbad usw.). Die Bewegungstherapie muß schonend durchgeführt werden. Keine zu große Anstrengungen! – Auf Ruhe und Entspannung achten. Evtl. autogenes Training.

An Naturarzneien stehen Baldrian und Hopfen und bei zu geringer Magensäure Magensaft anregende Kräuter zur Verfügung (Enzian und andere Bitterstoffe).

Bei vermehrter Magensäure müssen scharfe Gewürze gemieden werden. Eine allzu strenge Magenkost ist im allgemeinen nicht notwendig. Einseitige, unterwertige Kost mit Mehlspeisen und Weißbrot hat sich nicht bewährt. Wichtig ist dagegen Ruhe und Entspannung: 10 Minuten vor und 30 Minuten nach dem Essen. Langsam essen und gut kauen! Häufige kleine Mahlzeiten. Fettreiche und erfahrungsgemäß schwer verträgliche Speisen – dazu kann auch Rohkost gehören – sind zu meiden. Frucht- und Pflanzensäfte sind als Vitaminträger wichtig. Dazu Kamille und Schleimdrogen. Insgesamt sollte man auch hier die Prinzipien der Kneipp-Kost berücksichtigen.

Magen- und Zwölffingerdarmgeschwür

Es handelt sich um ernste Erkrankungen, die ärztlicher Behandlung bedürfen.

Als Nachbehandlung und zur Verhütung eines Rückfalles sind die unter „Magenerkrankungen" gegebenen Richtlinien dringend zu empfehlen. Rauchverbot! Keine Hetze! Häufige kleine Mahlzeiten! Gut kauen, langsam essen! 10 Minuten Ruhe vor, 30 Minuten nach dem Essen.

Nervenentzündungen (Neuritis)

Die Ursache einer Nervenentzündung ist vielfältig und erfordert größtenteils eine spezielle Behandlung durch den Arzt. Diese kann aber durch Kneipp-Maßnahmen unter Aufsicht des Arztes wirksam ergänzt werden.

In erster Linie kommen dafür warme Anwendungen in Betracht. Ansteigende Teilbäder, Teilbäder mit Zusatz von Heublumen, Rosmarin oder ein Heupack und andere heiße Auflagen seien hier genannt. Zu Beginn ist meistens Ruhigstellung der erkrankten Nerven notwendig. Allerdings muß man beachten, daß es bei zu langer Ruhigstellung leicht zu Versteifungen kommen kann. Der Beginn von aktiven und passiven Bewegungsübungen muß vom Arzt bestimmt werden. Zur Unterstützung einreiben mit Fichtennadel-Franzbranntwein, Hautfunktions- und Massageöl und die Durchblutung anregende Salben.

▷ *Diät:* Kneipp-Kost. Ergänzung durch Pflanzen- und Obstsäfte zweckmäßig.

Nervosität

Hiermit ist in erster Linie eine allgemeine Nervosität durch Überanstrengung, Aufregung usw. gemeint. Echte Nervenerkrankungen, Neurosen, seelische Verstimmungen, Depressionen gehören unbedingt in ärztliche Behandlung.
Bei allgemeinen nervösen Beschwerden muß der „Ordnungstherapie" (siehe entsprechendes Kapitel im allgemeinen Teil) im Rahmen der Kneipp-Therapie ein wichtiger Platz eingeräumt werden. Sie ist die Voraussetzung für eine erfolgreiche Behandlung. Natürlicher Lebensrhythmus, Wechsel von Aktivität und Entspannung im körperlichen und seelischen Bereich sind ausschlaggebende Faktoren. Nur so kann man die richtige Einstellung zu sich selbst und seiner Umgebung finden und zur Ruhe kommen. Die übrigen Kneipp-Maßnahmen wie Wasseranwendungen, Bewegung und Naturarzneien unterstützen diese Bemühungen. Die Wasseranwendungen sollten dabei zunächst nicht zu anstrengend sein. Dasselbe gilt für die Bewegungsübungen. Man beginnt also z. B. mit Trockenbürstungen, kleinen Waschungen, Teilbädern mit Melisse oder Baldrian-Melisse, kleinen Knie- und Armgüssen, zunächst als Wechsel-, später als kalte Güsse. Auch ein kalter Wadenwickel wirkt häufig

recht beruhigend. Einmal in der Woche ein Dreiviertelbad mit Baldrian-Melisse. Zu all diesen Dingen soll man sich die nötige Zeit nehmen. Keine Hetze! Nicht zuviel Anwendungen an einem Tag oder in der Woche. Abends keine anstrengende geistige Tätigkeit, keine Sensationen. Schlafphase durch innere Entspannung vorbereiten. Evtl. autogenes Training oder auch Yoga. Die Dauerbehandlung entspricht wieder den unter dem Kapitel Abhärtung gegebenen Richtlinien. Zur Beruhigung Baldrian und Hopfen in Form von Tee oder Tabletten.

▷ *Diät:* Kneipp-Kost. Nikotin einschränken!

Nierenerkrankungen

Alle Nierenerkrankungen gehören in die Hand des Arztes!
Warme Wasseranwendungen wie Bäder mit Heublumen, Heupack in die Nierengegend können unter Aufsicht des Arztes die sonstige Therapie unterstützen. Vorsicht mit kalten Anwendungen!
Evtl. Nieren- und Blasentee.

Obstipation (siehe Kapitel Darmträgheit)

Prostata-Hypertrophie
(Vergrößerung der Vorsteherdrüse)

Von der heute gegebenen Möglichkeit der Vorsorge-Untersuchung Gebrauch machen!
Wenn Schwierigkeiten beim Wasserlassen auftreten, sofort den Arzt aufsuchen. Dieser entscheidet, ob und gegebenenfalls welche spezielle Behandlung notwendig ist.
Zur Unterstützung der übrigen Behandlung und auch als Nachbehandlung nach evtl. notwendig gewesenem chirurgischem Eingriff hat sich die Kneipp-Therapie gut bewährt. Dabei stehen warme Maßnahmen im Vordergrund. Warme

Sitz- und Fußbäder mit Heublumen oder auch ein Heupack in die Blasengegend seien hier genannt. Ansteigende Teilbäder kommen ebenfalls in Frage. Wechsel- oder kalte Anwendungen sollten nur an der oberen Körperhälfte ausgeführt werden und kommen erst später in Betracht. Bei Bewegungsübungen, Spazierengehen usw. muß für warme Kleidung im Bereich des Unterkörpers gesorgt werden.

Zur Durchspülung und Desinfektion der Blase mehrmals täglich 1 bis 2 Tassen Kneipp®-Nieren- und -Blasentee. Neuerdings haben sich Präparate aus Kürbiskernen sowie Kneipp®-Antiprostin-Tee bewährt.

Rheuma

Unter dem Begriff Rheuma werden verschiedene Krankheitsformen zusammengefaßt, deren Bedeutung und Behandlung unterschiedlich ist. Zudem spielt der jeweilige Zustand der Erkrankung eine große Rolle. Die Therapie der verschiedenen Rheumaformen ist so unterschiedlich und kompliziert, daß sie nur unter ärztlicher Leitung erfolgreich durchgeführt werden kann.

Es läßt sich höchstens allgemein sagen, daß bei rheumatischen Bagatellbeschwerden warme Wasseranwendungen wie Bäder mit Heublumen oder Wacholder oder ein Heupack nützlich sind. Die für die jeweilige rheumatische Erkrankung richtige physikalische Behandlung in Kombination mit geeigneten Medikamenten kann nur der Arzt von Fall zu Fall bestimmen.

Schlaflosigkeit

Ein Symptom unserer Zeit! Psychische Konflikte, Nervosität, Hetze, Herzschwäche und viele andere Erscheinungen kommen ursächlich in Betracht.

Schlafmittel haben nur eine symptomatische Bedeutung und verändern mitunter den natürlichen Schlafrhythmus. Außerdem führen sie leicht zur Gewöhnung.

Nach Ausschaltung einer evtl. vorliegenden speziellen Ursache eignet sich die Kneipp-Therapie infolge ihres regulierenden Einflusses auf die Schlafzentren des Gehirns besonders gut zur Behandlung von Schlafstörungen. Wie bei der allgemeinen Nervosität ist auch hier die Beachtung der „Ordnungstherapie" (siehe Kapitel im allgemeinen Teil) eine wichtige Voraussetzung für den Erfolg einer Behandlung. Unterstützend kann dabei das autogene Training oder auch Yoga wirken.

Die Kneipp-Wasseranwendungen üben ebenso wie die Bewegungsübungen mit Vermeidung von Spitzenleistungen und Überanstrengungen einen normalisierenden Einfluß auf die vegetativen Zentren und damit auch auf das Schlafzentrum aus. Man beginnt mit kleinen warmen Maßnahmen, mit Zusatz von Melisse oder Baldrian und geht über Wechselanwendungen wie Wechselkniguß, Wechselarmguß, Wechselteilbäder im Laufe der Zeit immer mehr zu kurzen Kaltreizen über. Als spezielle Anwendung hat sich ein kalter Wadenwickel vor dem Zubettgehen oder eine kalte Unterkörperwaschung bewährt. Letztere kann auch während der Nacht angewandt werden. In den Abendstunden ist zudem ein- bis zweimal in der Woche ein Dreiviertelbad mit Melisse zu empfehlen. Der Dauerbehandlungsplan entspricht – wie so häufig – den im Kapitel „Abhärtung" gegebenen Anweisungen. Von der Vielzahl der möglichen Anwendungen sollte man genügend Gebrauch machen und diejenigen bevorzugen, die einem subjektiv am besten bekommen. Im Sommer wird man im allgemeinen mehr kalte Anwendungen machen als im Winter, aber auch im Winter sollte man immer kurze Kaltreize einsetzen.

▷ *Sport:* Siehe entsprechende Tabelle Seite 72. Schwimmen und Sauna können nach Belieben durchgeführt werden. Man muß sich nur die nötige Zeit nehmen. Keine Hetze und nicht zuviel Anwendungen. Mehr als ein bis zwei Anwendungen an den Arbeitstagen wird man nicht machen können. Lieber eine Maßnahme ausfallen lassen als sich überanstrengen! Ruhe und Entspannung beachten! Der nächtliche Schlaf muß durch körperliche und seelische Entspannung vorbereitet werden. Daher keine anstrengende Lektüre, keine Sensationen und keine Krimis am Abend.

▷ *Naturarzneien:* Kombinationen von Baldrian und Hopfen, Melisse und andere Pflanzensäfte.
Sorgfältige neue Untersuchungen haben gezeigt, daß die Kombination von Baldrian und Hopfen den natürlichen Schlaf mit Leicht- und Tiefschlafphasen fördert. Der Wechsel dieser beiden Phasen ist für die Erhaltung der Gesundheit wichtig. Eine einseitige Unterstützung z. B. der Tiefschlafphasen auf Kosten der Leichtschlafphasen stört den natürlichen Rhythmus und damit die Gesundheit.

Schlaganfall

Wer einen Schlaganfall erlitten hat, gehört zunächst in ärztliche Behandlung. Eine Kneipp-Therapie kommt im akuten Stadium kaum in Frage. Zur Vorbeugung und zur Nachbehandlung ist sie jedoch sehr wichtig. Vorboten eines Schlaganfalles sind vorübergehende, flüchtige Sprachstörungen, ebenso flüchtige geringe Lähmungen eines Gliedes und vermehrte Schwindelzustände. Die Grundkrankheit, die schließlich zum Schlaganfall oder sonstigen Ausfallerscheinungen des Gehirns führt, ist in der überwiegenden Mehrzahl eine Arteriosklerose. Die Kneipp-Therapie deckt sich daher weitgehend mit den im Kapitel „Herzinfarkt" gegebenen Anweisungen. Auch hier muß gesagt werden, daß die Vorbeugung nicht früh genug beginnen kann. Wenn die Hirnarterien hochgradig verkalkt sind oder ein schwerer Schlaganfall bereits eingetreten ist, sind die Aussichten auf eine Genesung wesentlich geringer.
Bei älteren Menschen ist eine mangelnde Blutversorgung des Gehirns nicht selten durch ein Nachlassen der Herzkraft bedingt. Man sollte daher die aktive Therapie mit Wasseranwendungen und Bewegungsübungen vorsichtig beginnen und sich zunächst ärztlich untersuchen lassen. Oft bringt schon eine Behandlung des Herzens mit Digitalis oder ande-

ren modernen Herzmitteln eine deutliche Besserung der Hirnfunktion. Sonst gelten – wie gesagt – die in dem Kapitel „Herzinfarkt" gegebenen Anweisungen. Neben körperlicher Aktivität, Abhärtung ist auch geistige Regsamkeit im Alter ein wichtiger Faktor zur Erhaltung der Gesundheit!

Ist bereits ein Schlaganfall aufgetreten, so hat die Nachbehandlung sorgfältig zu erfolgen. Der Arzt bestimmt den Zeitpunkt der aktiven Nachbehandlung. Übungen unter Anleitung einer Krankengymnastin werden über längere Zeit notwendig sein. Beginn der Wasseranwendungen und Bewegungsübungen je nach Zustand behutsam und je nach Reaktion mehr oder weniger schnell steigend. Beginn also mit Trockenbürsten, Waschungen, einem warmen Arm- oder Fußbad mit Heublumen oder Rosmarin, abends evtl. mit Melisse. Später Wechselbäder und Güsse und auch kurze Kaltreize wie Arm-, Fußbad (10 Sekunden), Arm- oder Kniguß. Mit Vollbädern soll man sehr zurückhaltend sein. Eine Kombination mit sonstigen vom Arzt verordneten Heilmaßnahmen ist oft notwendig und nützlich. Auch die „Kryotherapie", die Behandlung mit Eis, hat oft gute Erfolge aufzuweisen (ärztliche Kontrolle und Aufsicht).

▷ *Naturarzneien:* Pflanzensäfte und genügende Zufuhr von Vitaminen und Spurenelementen seien empfohlen.

Schuppenflechte (Psoriasis)

Es handelt sich um ein zwar nicht sehr gefährliches, aber außerordentlich schwer zu behandelndes Leiden, das sich meistens über Jahre hinzieht. Es sind zahlreiche Mittel aller Art zur Behandlung dieser hartnäckigen Erkrankung im Handel, aber ein sicherer Erfolg ist bisher mit keinem derselben zu erzielen. Auch die Kneipp-Therapie kann hier keine Wunder wirken. Sie kann aber die übrigen therapeutischen Bemühungen gut unterstützen. So hat allein die Umstellung der Lebensweise nach den Kneipp-Richtlinien eine heilende Wirkung. Es gelten dabei die Richtlinien für die allgemeine Abhärtung. Daneben sind als spezielle Maßnahmen zur Hautpflege Milch-Molke-Bäder, zwei- bis dreimal in der Woche, und ein Versuch mit Lehmwickeln zu nennen.

▷ *Kost:* Kneipp-Kost. Versuch mit einigen Fast- oder Rohkost-Tagen.

Die Kombination der Kneipp-Therapie mit sonstigen Behandlungsmethoden wirkt sich im allgemeinen sehr günstig aus. Sonnenbestrahlung günstig, aber ärztliche Kontrolle nötig.

Struma (Schilddrüsenvergrößerung)

Es gibt verschiedene Arten von Vergrößerung der Schilddrüse, die zum Teil mit einer Überfunktion, aber auch mit einer Unterfunktion dieses Organes einhergehen können. Auch bösartige und entzündliche Erkrankungen der Schilddrüse kommen vor. Die Erkennung und Behandlung der jeweils vorliegenden Schilddrüsenerkrankung ist nicht immer einfach und erfordert eine eingehende ärztliche Untersuchung und Beratung.

Zur Unterstützung der vom Arzt verordneten Maßnahmen hat ein Lehm-Halswickel oft eine wohltuende Wirkung. Insgesamt sollte eine Kneipp-Therapie nur unter strenger Aufsicht des Arztes erfolgen. Außerdem eignet sich ein Teil dieser Erkrankungen nicht für eine Kneipp-Behandlung.

Vegetative Dystonie

Vegetative Regulationsstörungen mit den dadurch bedingten verschiedenartigen Beschwerden wie Kreislaufstörungen, Kopfschmerzen, Schwindel, Magen-, Darm- und Regelstörungen sind eine Krankheit unserer Zeit.

Wie bei der allgemeinen Nervosität und den Schlafstörungen sind auch hier die Prinzipien der „Ordnungstherapie" (siehe Kapitel im allgemeinen Teil) besonders zu beachten. Es wurde schon eingangs gesagt, daß die moderne Zivilisation uns die großen Seuchen genommen, uns aber die zum

Funktionieren unseres Organismus notwendigen Reize nicht mehr zwanghaft auferlegt. Das gilt in besonderem Maße für das vegetative Nervensystem, das als Steuerungssystem für das einwandfreie Arbeiten der verschiedenen Körperorgane in hohem Maße verantwortlich ist. Gesundheit ist an aktive Leistung und Ordnungsfähigkeit in Ruhe gebunden. Gesundheit ist heute zu einer *freiwilligen* Leistung geworden. Man muß daher einen Teil der gegenüber früher viel größer gewordenen Freizeit dazu benutzen, seinen Körper durch natürliche Reize, durch natürliche Aktivität im Sinne einer „aktiven Gesundheitspflege" fit zu halten, um die Errungenschaften der Zivilisation zu genießen und nicht unter ihnen zu leiden. Zum biologischen Rhythmus gehört aber auch die Entspannung und die nächtliche Erholungsphase. Das wird heute oft vergessen. Die Nacht wird zum Tage gemacht, und Sensationen aller Art verhindern die notwendige Entspannung.

Die Prinzipien der Kneipp-Therapie eignen sich in ganz besonderem Maße, sich vor Zivilisationsschäden zu schützen. Kneipp-Wasseranwendungen und -Bewegungsübungen haben nach neueren wissenschaftlichen Untersuchungen einen hohen Ordnungswert. Sie tragen zur Normalisierung gestörter vegetativer Funktionen bei. Man kann diese aktive Gesundheitspflege nicht durch Medikamente ersetzen. Die berühmten Tranquilizer dämpfen zwar überschießende nervale Reaktionen und lindern dadurch bestimmte Beschwerden, tragen aber nicht wie die Kneipp-Therapie zu einer besseren Funktion, zur Normalisierung der Regulationssysteme bei.

Aus den genannten Gründen kann daher die Kneipp-Therapie nicht deutlich genug empfohlen werden. Man bekommt dadurch eine bessere Gesundheit, mehr Lebensgenuß, mehr Schaffens- und Lebensfreude.

Bei den Wasseranwendungen soll man je nach Verträglichkeit von der Vielzahl der Möglichkeiten ausgiebig Gebrauch machen. Am Beginn stehen warme Teilbäder mit Melisse oder auch einmal ein Dreiviertelbad mit Baldrian-Melisse im Vordergrund. Schon bald sollte man aber über Wechselteilbäder und Wechselgüsse zu kalten Reizen übergehen. Zu Beginn sollten die Reize nicht zu groß sein. Später kann man bei entsprechendem Training beliebig steigern. Immer sollte man aber auch auf die nötige Entspannung achten. Keine Hetze! Nicht zuviel Maßnahmen in einen Tag hereinbringen. Die Richtlinien des Kapitels allgemeine Nervosität und Abhärtung (siehe entsprechende Kapitel) gelten größtenteils auch für die vegetativen Regulationsstörungen.

Bewegungsübungen, Sport und Spiel in frischer Luft, Sauna, Schwimmen können je nach Neigung betrieben werden. Aber dabei nicht zuviel Ehrgeiz, Überlastung schadet! Intervalltraining mit Pausen! Eine Kneipp-Kur im angenehmen Milieu eines Kurortes ist sehr zu empfehlen. Aber auch hier gilt, daß man nicht innerhalb weniger Wochen alle großen Kneipp-Anwendungen wie Vollgüsse, Blitzgußmassage-Bäder, Blitzgüsse usw. durchprobieren und öfters nehmen muß.

▷ *Immer gilt der Satz:* Untätigkeit schwächt, Übung stärkt, Überlastung schadet. An Naturarzneien seien Baldrian, Hopfen, Melisse und Pflanzensäfte genannt.

▷ *Kost:* Kneipp-Kost. Eine spezielle Diät ist nicht notwendig. *Ordnungstherapie beachten!*

Verstopfung <small>(siehe Kapitel Darmträgheit)</small>